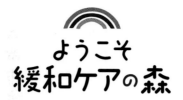

ようこそ
緩和ケアの森

死亡直前期の
患者を診る

シリーズ監修　　　シリーズ編集
森田達也　　　柏木秀行

著　大屋清文　岡本宗一郎　石上雄一郎　柏木秀行

南江堂

シリーズ監修

森田 達也
（聖隷三方原病院緩和支持治療科）

シリーズ編集

柏木 秀行
（飯塚病院連携医療・緩和ケア科）

執 筆

大屋 清文
（ピースホームケアクリニック）

岡本宗一郎
（うぐいす在宅診療所）

石上雄一郎
（飯塚病院連携医療・緩和ケア科）

柏木 秀行
（飯塚病院連携医療・緩和ケア科）

シリーズ監修にあたって
〜緩和ケアの森をのぞいてみませんか？〜

「緩和ケア」という森にはいろんな木が生えている．すでに大木となったケヤキは「痛み」とか「オピオイド」だろうか—どこからどのように話を聞いていっても，知らない幹，知らない枝が目の前に展開されていく．一方で，カエデやツバキのように，大木というわけではないが，季節や時間によって見える姿を変える木々もある—緩和ケアでは呼吸困難や消化器症状であろうか．働いている環境や経験年数によって，見える木々の種類も違ってくる．

森全体を見て，ああ照葉樹林だね，里山って感じだね〜〜，この辺は針葉樹だねえ，神秘的だねえ…そのような見方もいいが，一本一本の木をもっとよく見たいという人も多いに違いない．本シリーズは，最近にしては珍しく緩和ケアの森まとめて1冊ではなく，領域ごとに木の1つひとつを見ることのできるようにデザインされた著作群である．教科書やマニュアルでは，他の領域との兼ね合いでそれほど分量を割くことのできない1つひとつの話題を丁寧に追っていくことで，緩和ケアという森に生えている「いま気になっている木」「いつも気になっている木」から分け入っていくことができる．

本シリーズにはいくつかの特徴がある．

1つめは，対象疾患をがんに限らないようにしたことである．本シリーズの読者対象を，がん緩和をどっぷりやっている臨床家よりは，比較的経験の少ない—つまりはいろいろな患者層を診る日常を送っている臨床家としたためである．がん患者だけを診るわけではない臨床を想定して，がん/非がんの区別なく使用できる緩和ケアの本を目指した．

2つめは，執筆陣を若手中心に揃えたことである．編集の柏木秀行先生が中心となり，さらに若手の医師たちが執筆の中心を担った．これによって，ベテランになったら「そんなこと悩んでたかな？」ということ—しかし最初に目の当たりにしたときには「あれ，これどうするんだろう？？！！」とたしかに立ち止まったところを，現実感をもって記述できていると思う．

3つめは，症状緩和のみならず，治療に伴う患者・家族とのコミュニケーション，多職種とのコミュニケーションに比較的多くのページが割かれていることである．これは，「するべき治療はわかっても，それをリアルにどう展

開するかで悩む」若手医師を念頭に置いた結果である．同じ趣旨で，多くのパートで「ちょっとつまずいたこと」「ひやっとしたこと」も生々しく記載されている．臨床経験が多いと10年したら「あ〜〜それ，あるある」ということであっても，経験初期であらかじめ知っておくことで，落ちなくていい落とし穴にはまらずに済むことができる．

　つまり本シリーズは，①がんだけでなく非がんも，②若手中心の執筆陣により，③治療の選択だけでなく周辺の対応のしかたを含めて，緩和ケア全体ではなく1つひとつのトピックで展開してみた著作群ということになる．監修だけしていても面白くないので，各巻で，筆者もところどころに「合いの手」を入れさせてもらっている．ちょっとしたスパイスに，箸休めに楽しく読んでもらえればと思う．

　本シリーズが，緩和ケアという森に足を踏み入れる読者のささやかな道案内役になれば幸いである．

　2023年6月

森田　達也

シリーズ編集にあたって
〜緩和ケアの森の歩き方〜

　巷に増えてきた緩和ケアの本とは，一線を画すユニークな企画にしたい！この想いをぎゅっと込めて，気心の知れた仲間たちと作ったのがこの「〈ようこそ 緩和ケアの森〉シリーズ」です．あまり整備されていない森を歩いてみると，まっすぐに進むことの難しさがわかります．まっすぐ進もうにも，足元に気をつけながら，木枝を避けて進んでいる間に方向感覚も失ってしまいます．本当にこちらに進んでいって大丈夫なのだろうか？　そのような状況には恐怖すら覚えますよね．

　今や世の中の多くの方が，人工知能を中心としたテクノロジーの凄まじさを体感する時代です．診療の多くはフローチャートやアルゴリズムに落とし込まれ，緩和ケア領域においても勉強しやすく，特に初学者にとっては良い環境になりました．一方，緩和ケアのリアルワールドでは，必ずしもそれだけでは太刀打ちできないこともしばしば生じます．やはり「知っている」と「できる」にはそれなりの差があるのだと思います．「できる」までの過程は，森の中を手探りで進む感覚にも近く，進んでいることすらわからなくなってしまいます．

　では，「知っている」と「できる」の間にあるギャップを埋めるためには何が必要なのでしょう？　一言で言うと，**経験**なのかもしれません．経験を積み重ねればいつか「できる」ようになるよというアドバイス…．まあ，長く臨床を経験すれば，できることは増えていくのでしょうけど．この経験，もうちょっと言語化してみようと思います．

経験＝投入時間×試行回数×気づき効率

　これが臨床家としてしばしば言われる「経験」を，私なりに言語化したものとなります．「これだから最近の若者は…」なんて言葉も聞こえてきそうですけど，Z世代とは程遠い私だってコスパは大事です．そうなると，試行回数と，そこから学ぶ（気づく）効率をいかに最大化できるかが大切になります．

　この観点で言うと，本シリーズは初学者から一歩足を踏み出そうとしている方にとって，この試行と気づきを最大化させる本なのです．先輩方がまさしく同じように「脱・初心者！」ともがいていたあの頃，いろいろ試行し，時

に失敗し，学んできたエッセンスを惜しみなく披露してくれています．そしてそこに，森田達也先生の監修が加わり，森で迷っているときに出会った，木漏れ日のようなコメントが心を癒してくれます．ぜひ，緩和ケアの森で遭難することなく，執筆陣の過去の遠回りを脇目に楽しみながら，あなたにしかできない緩和ケアを実践していってください．

2023年6月

柏木　秀行

はじめに

　死が差し迫まっている患者をどうケアしていくか——これは，真剣に患者と向き合っている医療者であれば誰もが苦心する課題でしょう．本書では，臨床の最前線で死亡直前期のケアを担う読者のために，とくに押さえてもらいたいポイントをまとめました．

　第1章は予後予測です．病そのものの経過を予測していくことは，さまざまな治療方針の決定や意思決定支援の土台になります．まず病の軌跡について触れつつ，がん・非がん疾患の予後予測（とその限界）について，それぞれ概説していきます．

　第2章はコミュニケーションです．コミュニケーションはセンスではありません．後天的に十分に鍛えられるスキルです．ここではとくに死亡直前期のコミュニケーションについて実例を出しながら解説していきます．また，病院で遭遇しやすい（しかし難易度はきわめて高い）救急外来でのコミュニケーションについても最後に取り上げています．

　第3章は死亡直前期に問題になりやすいこととして，死亡直前期の栄養や輸液の考え方，急変時の対応，治療抵抗性の苦痛を有するときの緩和的鎮静を扱います（なお，疼痛や呼吸困難などの症状も死亡直前期に強くなることが多いのですが，これは各症状のマネジメントを扱った本シリーズの別巻をご覧になってください）．

　第4章では，あまり体系的に教わることの少ないであろうと思われる，看取り時の立ち振る舞いについてもまとめています．

　各章は基本的にどこから読んでもらってもOKです．この緩和ケアの森のどこかで，みなさんにとっての新たな気づきが芽吹くような，そんな瞬間があれば，執筆者としてこれ以上の喜びはありません．ぜひこの森の散策を楽しんでください．

　最後に，本書を世に出すまで尽力してくださった南江堂の皆様と，シリーズを監修頂いた森田達也先生，編集頂いた柏木秀行先生に深く感謝申し上げます．ありがとうございました．

2023年6月

執筆者一同

目　次

死期が近づいていそうな患者をみるとき

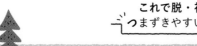

これで脱・初心者！
つまずきやすいポイント

1. 死亡直前期の医師の最初の役割は，「看取りが近いことを宣言する」こと．看取りが近いと感じたら，看取りケアが必要な状況であることを医療チームで共有しましょう．

2. 看取りのケアは先読みが鍵！　現状の把握だけでなく，これから生じそうな変化を予測し，必要な準備をしておきましょう．

3. 看取りが近いタイミングは，症状や感情の変化が早い時期です．看取りケアは緩和ケアにおいては急性期と考え，アセスメントと介入の密度を高めましょう．

　自分が主治医をしている患者の看取りが近いときにどのように対応すれば良いのでしょうか？　緩和ケアは看取りが近い時期だけのものではないですが，とはいえ，緩和ケアに関わる医療者はこの「看取りが近い時期」のケアを大切にしている人が多いことは事実です．患者と家族にとっては，その人生にとって重要な場面ですからね．そんな看取りが近い時期のケアに対して，初学者はどのように立ち向かえば良いのでしょうか？「そんなの，ケースバイケースじゃない？」と言ってしまえばそれまでなのですが，そこはあえて言い切ってみました．「看取りが近い患者への対応フローチャート」(図1)に基づいて対応できれば，とりあえず及第点です．このフローチャートは研究結果を踏まえつつ，筆者が臨床経験を通じて，大体こんな感じで対応しているなあという暗黙知を言語化したものです．順に見ていきましょう．

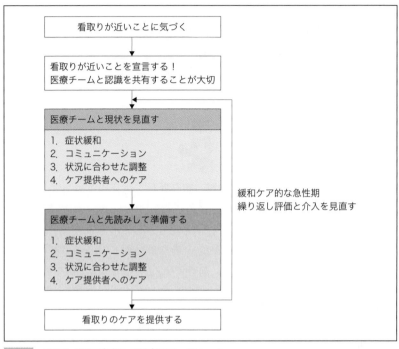

図1 看取りが近い患者への対応フローチャート

 まず,「看取りが近いことを宣言」しよう

　宣言と聞いて,いきなりよくわからなくなったかもしれません.あえてインパクトのある表現をしただけで,要するに看取りが近いことを看護師をはじめとした医療チームで共有しましょうという意味です.当たり前のように感じるかもしれませんが,意外とこれができてない場面を目にします.主治医をはじめ関わる各職種が,「なんとなく病状が変化している」と感じつつも話し合われることなく,本当に看取りが近くなって慌て始めるみたいな光景です.死亡直前期患者のケアを日常的に取り組んでいるスタッフであれば,阿吽の呼吸でうまく対応できるかもしれません.また,下顎呼吸など看取りが数時間くらいの時間軸で差し迫った兆候がある際は,あまり迷わないでしょう.でも実際には1週間くらい前から丁寧にケアしたいと思うと,ある程度早いタイミン

グで「看取りが近いこと」を医療チームで共有する必要があります．あなたが「看取りが近いこと」に気づき，それを共有することで看護計画なども変化するはずです．ぜひ，看取りが近いと判断したら，看取りを視野に入れたケアを計画していく時期であることを医療チームで共有しましょう．

 私のプラクティス

～サプライズ・クエスチョンの活用～

サプライズ・クエスチョンというのを聞いたことがあるでしょうか？「目の前の患者が1年以内に亡くなったとしたら，自分は驚くだろうか？」と自問自答し，もし驚かない場合には緩和ケアの提供を検討するというものです[1]．筆者はこれを死亡直前期にも活用しています．自分の担当している患者が，「もし1週間以内に亡くなっても驚かない」と思ったら，医師として看取りが近いと感じていることを担当看護師と共有します．共有の仕方もむずかしいことはありません．そのままです．「○○さん，1週間以内に亡くなってもびっくりしないなあと感じているんですが，看護師さんから見てはいかがですか？」って感じです．もう少し短く，3日以内での死亡の予測として取り組むというものも研究ではあります[2]．簡単にできるプラクティスなので，ぜひ活用してみてください．

Dr 森田より
　予後予測に関する尺度には特徴（むき不向き）があります．サプライズ・クエスチョン系の質問は，感度は高いけれども特異度が低い（亡くなる方では陽性になるけど，陽性になったらといって皆がすぐに亡くなるわけではない）ということがあります．「ちょっと早めから準備する」ための指標として使うとよいですね．

② これから生じる変化を予測することが大切

　医療チームで看取りが近いことが共有できたら，現状を見直すことが大切です．とくにどのケースにおいても重要になる4つのポイントについては，ルーチンで見直すことをお勧めします．それぞれ見ていきましょう．

❶ 症状緩和

　現在の症状に対して，どのようなアセスメントと介入がなされているでしょうか？　そして，今後の変化に対して予測を立て，きちんと備えられているでしょうか？　看取りが近い時期は，症状の変化も早く，昨日はうまくいっていた対応が今日は適切でないかもしれません．たとえば，昨日まで内服がなんとかできていても，今日は意識レベルが低下し内服がむずかしいなんてことはよく経験します．そういった変化を先読みし，ちょっと早めに坐剤や注射での薬物療法に切り替えておくといったことも必要になります．

> Dr 森田より
> 「疼痛時」などの臨時指示を出していると思いますが，「内服できないとき」など状態が悪化しても使えるようにしておくと夜間に皆が困らなくて済みます．

❷ コミュニケーション

　当然のことながら，死別は家族にとってつらい体験です．そして核家族化が進んだ現代において，死別経験のない家族も多いと思います．そのような状況に直面する患者や家族に対して，より丁寧なコミュニケーションが求められます．日々変化する病状や症状について共有することや，感情にフォーカスしたやりとりをするといったことが毎日のように必要とされます．今までは医療者が直接会っていなかった，遠方の親族が会いに来られることも多いですね．コミュニケーションの内容については，第2章1，2を参考にしてください．

さらにレベルアップしたい人のために

急変に備えておこう

　先読みの中で，忘れがちだけど大事なことの1つが，「急に生じうる重篤な事態」に備えておくということです．とくに，痙攣や窒息，そして出血といった症状については，発生した際に迅速に対応する必要があります．また，死亡直前期においてこういった症状が生じた場合，亡くなる可能性が急激に高まるでしょう．そのため，こういった変化が生じうる患者の場合は，それを予測し対応に備えておくことが重要となります．たとえば，頸動脈近傍に浸潤している頭頸部がん患者であれば，動脈性の出血や気道閉塞も懸念されますね．事前に生じることを患者や家族と共有する必要性について医療者間で協議しましょう．

> **Dr 森田より**
> 　Proactiveとreactiveといいます．（看取りの時期に限りませんが）先々を予測してproactiveに（予測して）対応することが大事で，何か起きてから起きたことに対してreactiveに対応しないように，と英国の看取りのパスウエイ（Liverpool Care Pathway）で強調されました．

❸ 状況に合わせた調整

　看取りのケアは個別性が高く，患者ごと，家族ごとに必要な対応が求められます．入院診療でよくある対応としては，個室など病室の調整でしょうか．最近はコロナ下での面会制限といった，むずかしい判断も求められます．実際に筆者が対応した中で，特別な調整が必要になった思い出深い事例を挙げてみましょう．

- 娘が海外在住で，直接会いに来ることがむずかしいので，オンラインで面会をセッティングした
- 角膜移植の希望があり，移植コーディネーターをはじめとした関係者との調整が必要となった
- まったく身寄りがなく，事前に自治体とのやりとりを要した
- 本人のアルコール依存や借金といった問題に対して，家族が関われない状況となっていた

どれもなかなか手のかかる対応かと思いますし，経験がないとどうして良いかすらわからないかもしれません．経験のある指導医や，各職種と協力しながら対応する必要がありますよね．

　看取りが近い時期というのは，その患者の人生や，家族との関係の中で積み重ねてきたことへの対応が一気に求められる状況という一面もあります．私たちにも人生の中で先延ばしにしていることや，触れないようにしていることってありますよね？　筆者の場合でいうと，将来の親の介護の問題について膝を突き合わせて話し合ったことがあるか？というと，必要性は考えながらも「まあ，そのうち」といった感じで先延ばししています．皆さんはいかがでしょう？でも看取りが近くなると，こういった複雑で個別の問題を先延ばしできない状況になりますよね．支援者としてこういった正解がない問題に対して，どのように関わるか，備えるためになにを取り組むかを考える必要があります．

❹ ケア提供者へのケア

　看取りのケアはケア提供者にとってもつらい経験になることを知っておきましょう．対応が多く忙しいといった身体的な負担だけでなく，感情的な疲労感にも敏感になる必要があります．まずは自分自身の状態に意識を向けて，「ちょっと疲れているかも」という気づきは素直に受け入れましょう．負担が大きいときに，ヘルプを求めることは恥ずかしいことではありません．ほかの医師がカバーしてくれるときには，しっかり休むことも大切です．合わせて，ほかの職種を含めてケアを提供するスタッフの負担にも目を向け，ねぎらう言葉かけなどを意識できると良いですね．

さらにレベルアップしたい人のために

看取りのケアに慣れていない職種もいる

　以前と比べて緩和ケアが広く認知されるようになり，さまざまな職種がベッドサイドで死亡直前期患者のケアに参加してくれるようになりました．薬剤師，管理栄養士など，筆者が研修医の頃にはベッドサイドではあまり見かけなかった職種も，積極的に関わってくれています．そこで1点，注意が必要です．各職種とも，頑張ってケアに参加する中で，看取りのケアの負担を感じていることがあります．当院(飯塚病院)で緩和ケア病棟を立ち上げたとき，当時担当してくれていた管理栄養士は関わった患者が亡くなる経験に涙を流していました．これまでの業務の中で，担当患者と死別する経験は少なかったそうです．医師，看護師だけでなく，さまざまな職種が緩和ケアに関わっています．彼らへのケアについても，立ち返ってみましょう．

 ③ 看取りのケアは緩和ケアの「急性期」

　看取りが近いタイミングでは，病状や症状の変化が早いことが一般的です．昨日までかろうじて話ができていた患者が，今日は意識障害が進行しているといったこともしばしばあります．当然，家族は心配しますよね．症状緩和やコミュニケーションが，現状のやり方のままでよいのか，変化に合わせて修正する必要があるかは毎日検討する必要があります．「緩和ケアってゆっくりと患者さんの話を聞いている」みたいなイメージを抱かれがちで，もちろん，そういった光景もあるのですが，看取りが近い時期は急性期医療の感覚で変化のスピードに合わせた評価と介入が求められます．この時期は，緩和ケアにおいては「急性期」にモードチェンジしましょう．

〜患者・家族の認識を看護師と共有しておかないのはNG！〜

　多くの病院で看護師はシフト勤務をしています．そのため，その患者を担当するのが初めての看護師が看取りのケアを提供する場面も少なくありません．そんな看護師が気にするのは，「本人や家族が，現状や今後の見通しについて医師からどのように話を聞いているか？」という点ではないでしょうか？　緩和ケアに関わる看護師は，言葉かけやコミュニケーションもケアとして重要であることをよく理解しています．その分，個別の患者や家族の文脈に合わせて対話を含めた対応をしたいと思っています．そのため，医師から現状や今後についてどのように説明されているか，患者や家族はそれをどのように認識しているかといったことを非常に気にしています．なので，こういった情報を共有していないのは，叱られても無理もありません．一方，きちんと共有すると，看護師が対応しやすいだけでなく，ケアの質も向上します．カルテ記載はもちろんですが，直接のコミュニケーションを試みてみましょう．

Dr 森田より
　医師は「説明したこと」を診療記録に記載しがちですが，看護師は「説明を聞いてどのような反応だったか（どのように感じたか，どのように受け取ったか）」に関心があります．家族のケアをしていくうえで，医師が話したことをどう受け止めて，どう感じているかが大事だからです．それぞれの職種で関心をもつ情報が異なりますから，直接会って話をするとコミュニケーションのすきまをうめることができます．

さらにレベルアップしたい人のために

むずかしい場面のシミュレーション教育のススメ

　看取りのケアを実践しようとすると，プレッシャーのかかる判断や対話に直面するでしょう．筆者がパッと思いつく代表的な場面を，リストアップしてみました（表1）．本当はもっとたくさんのバリエーションがあると思いますが，どれも実際に自分が担当医として対応すると考えると緊張しますね．世の中には，取り返しのつくこととつかないことがあると思うのですが，こういった臨床状況の多くは，あとから取り返しがつかないことが多いです．「今日はうまく聞けなかったけど，次の外来のときにもう1回確認しよう！」ということができないわけです．では看取りのケアで直面する，こういったむずかしい対応に対してどのように臨めば良いのでしょうか？

　筆者はこのような対応に対しては，シミュレーション教育が大切だと思っています．緩和ケアの専門家といっても，毎日のようにこういったむずかしい対応をしているわけではありません．それぞれの状況の対応のむずかしさもさることながら，そもそも「まれにしか生じない事象」であるがゆえに，経験を積んで自然とできるようになるということがむずかしいわけです．こういったときには，事前にある程度シミュレーションし，状況を疑似体験しておくことが有効です．筆者は，若手医師が遠方の家族に連絡する際に，指導医である筆者が家族役として事前に電話でのやりとりを練習するといった指導をしています．「それってもう治療ができないってことですか？」といった，答えに窮する質問などを筆者が家族役を演じながら話しています．取り返しがつかないこと，時々だけれど発生する大切なことへの対応こそ，実際に自分が直面した場合を意識した学びが大切です．

表1　看取りのケアにおいて，初学者がむずかしく感じる対応/対話

・治療の差し控えを判断する
・緩和的鎮静の必要性を判断する
・予想していなかった急変を家族に連絡する
・在宅療養への移行ニーズが予後が短い状況で明らかになる
・「あとどれくらいですか？」といった答えにくい質問がでる
・感情が不安定になっている家族に対応する
・代理医師として，初対面の患者の看取りや家族との対話に臨む
・治療内容について納得できない様子の，遠方から来院した家族と対話する
・本人と家族，または家族の間で望んでいることが異なる
・他の医療者の方針と，患者・家族の希望の間で板挟みになる

文献

1) Hamano J, et al：Surprise Questions for Survival Prediction in Patients With Advanced Cancer：A Multicenter Prospective Cohort Study. Oncologist **20**：839-844, 2015
   ▷ サプライズ・クエスチョンに関するわが国からの論文

2) Ikari T, et al："3-Day Surprise Question" to predict prognosis of advanced cancer patients with impending death：Multicenter prospective observational study. Cancer Med **10**：1018-1026, 2021
   ▷ サプライズ・クエスチョンを3日バージョンにしてみたという論文

第 1 章

生命予後を推定する

1. 生命予後を推定する
―私の患者さんに残された時間はどれくらい？

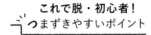

これで脱・初心者！
つまずきやすいポイント

① 「病の軌跡(illness trajectory)」を自分の言葉で説明できますか？ 生命予後を推定するうえでの基本的な考え方ですので，きちんと理解しておきましょう．

② 患者の生命予後を自分の印象だけで判断するのは危険です．医師の直感はあてにならないことが多いので注意しましょう．

③ 予後予測は一度やったら終わりではありません．定期的に見直しましょう．

① 「病の軌跡(illness trajectory)」を自分の言葉で説明できますか？

みなさんは，「病の軌跡」についてどこかで学んだ記憶があるかもしれませんが，それをちゃんと自分の言葉で説明できるでしょうか？ 臨床的にどのような意義があるか，といったところまで落とし込んで理解できているでしょうか？ 「病の軌跡」は予後予測について考えるうえで重要な概念なので，丁寧に理解しておきましょう．

② 患者の生命予後を自分の印象だけで判断しない

「患者の生命予後はあとどれくらい？」と疑問に思ったときに，自分の印象

だけで「あと○○ヵ月ぐらいかな」と判断してしまってはいけません．実は**医療者の印象はあまり正確ではなく，過大評価になりやすい（本来よりも長く見積もってしまいやすい）**ことが一般に知られています．自分の直感や印象（もちろんそれも大切なんですが…）を決して過信せず，根拠をもって判断できるようになりましょう．

 ③ 予後予測は一度やったら終わりにしない

　予後予測に関するエビデンスは色々あるのですが，どんなに経験がある人でも，いつも正確な予測ができるわけではありません．予後予測の精度はせいぜい70%程度です．逆にいえば20〜30%くらいは経験がある人でも予測を外します．人間の身体に関することですから，絶対に何かしらの不確実性が織り込まれるんですね．予後予測はどんなに頑張っても一定の範囲で外すので，定期的に見直しましょう．

 私のプラクティス

〜予後予測は繰り返し振り返る〜

　患者を診察するときは，「この患者さんはどの程度の生命予後がありそうか？」「急な変化が起こるとすればどんなことが起こると予見されるか？」「それはどの程度起こり得そうか？」といった視点で考えるようにしています．

　一時点での予想は不正確である可能性が多分にあるので（どんなに高く見積もっても7割ぐらいだと思っています），少し時間がたったときや臨床上の節目（たとえば療養の場を変更するとき）などに，患者の生命予後を再考します．つまり予後予測は一度やったら終わりではなく，診療の中で得られてきた情報と照らし合わせながら，繰り返し行っていくとよいと思います．

　また患者が予期せぬ経過をたどったときは，当時の予後予測を振り返りながら，予測を外した要因を考えるようにしています．そうすることで自然と実践的な省察になり，自分の予測精度を高めることにつながります．

> Dr 森田より
> 　予後予測を複数回行うというのは良い実践で，予後予測指標を用い
> る場合でも，初診時よりはしばらくしてから行う，また1回だけよりも2
> 回目の結果と組み合わせたほうが良いという知見がそこそこあります．

［予後予測はなぜ重要か］

　予後予測は，さまざまな意思決定のいわば「土台」になるようなものです．
たとえば，医療者は残りあと2～3週間の生命予後ではないか，と思っている
けれど，本人や家族は1年以上生きられるだろう，と思っているようなケー
スを考えてみましょう（実際よくあります）．こういった場合，今後想定され
る変化に合わせて，介護サービスや訪問看護などの必要となる支援を通常は
私たちから提案します．しかし，予後の認識がずれていると，こちらから提
案しても「先生なに言っているの？　まだ元気なんだからそんなの必要ないで
しょ？　そんなことより半年後にどこへ旅行に行くか考えたいの」といったよ
うに，まったく話が噛み合わなくなってしまいます．**同じ土台の上に医療者
と患者が立っている（＝医学的な見通しが共有できている）というのがさまざ
まな支援の前提になる，**という点を押さえておいてください．

> Dr 森田より
> 　医師の生命予後の予測に対して，患者さんが自分の将来をどう思って
> いるかはprognostic awareness（PA：予後認識）といいます．予後認識
> は，広い意味では「致死性である（治癒しない）」から狭い意味では「あと
> ○○くらいである」まで幅をもった意味で使われています．

　家族ケアという観点からも予後予測は大切です．予期せぬ経過・時期に患
者が亡くなってしまった場合，残された家族の喪失感やつらさが複雑化した
り，遷延してしまったりするのです（専門的には複雑性悲嘆といいます）．大
切な人との別れを経験する家族のこれからの人生を支援するためにも予後予
測は重要なのです．

[最低限必要な医学的知識]

▶ Illness trajectory（病の軌跡）

Illness trajectory は患者が亡くなるまでの過程を大きく4つにカテゴライズする考え方です．古典的な枠組みですが，各病型の死亡直前期の臨床像をつかむにはうってつけで，臨床的な示唆に富む分類方法です．1つひとつ見ていきましょう．

❶ 典型的ながんのパターン

みなさんの中には，がん患者が亡くなるまでの経過を思い浮かべたときに，図1のようなイメージをもたれる方も少なからずいるのではないでしょうか．これは研修医の先生に「がん患者のtrajectory を何も見ずに書いてください」とお願いしたときにしばしば描かれるイメージです．

時間とともに直線的に身体機能が低下していくイメージですね．しかし，実際のがん患者はどちらかというと図2のようなイメージです．

実は，がん患者は亡くなる2ヵ月以上前くらいまでは結構元気なことが多いです．臨床的にポイントになるのは，①ADLが落ち始めてからは非常に早いということと，②ADLが低下したときは死が確実に迫っている，という2点です．

1. ADLが落ち始めてから亡くなるまでは非常に早い

ADLが落ち始めると数日経つだけで身体機能が低下しているのが如実にわかります．外来でフォローしている場合は「週を追って悪くなっている」という感覚をもつ時期です．ADLが落ち始めると思ったら早めに必要な支援を検討する必要があります．

2. 死が確実に訪れる

当たり前のことを言っているように聞こえるかもしれませんが，これは後述するパターンと大きく違う点です．すなわち，ADLが落ちた後は亡くなることがほぼ確実で，「そのまま低空飛行で生き長らえる」とか「奇跡が起こって回復する」といったことは（少なくとも進行がんの経過だけで考えれば）起こり得ないということです．ですので，「1ヵ月前はあんなに元気だったのにまさか亡く

なるなんて…」と周囲から言われるのは実は典型的ながんの経過なんですね.
　またこれらの特徴から,がん患者の生命予後は他のパターンと比べると比
較的推定しやすいといえます.

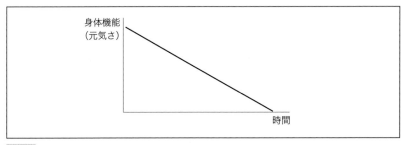

図1　思い浮かべがちなイメージ

> **Dr 森田より**
> 　抗がん治療の種類が少なかった時代には,全身状態がよい(図2の「割
> と元気」時期)に抗がん治療の種類が尽きて治療が終了になる人が多
> かったのですが,現在では,「割と元気」な時期は抗がん治療を受けて
> いて,performance status(PS)が低下し始める(図2の「急速に悪くな
> る」)時期に,抗がん治療の終了,治療場所の変更,死亡直前期の心身
> の変化が一度にやってくるようになったのが特徴です.

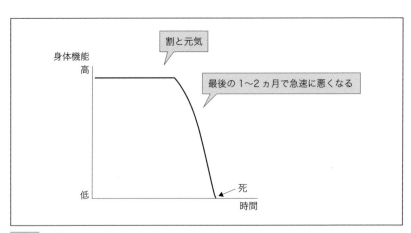

図2　実際のイメージ

[Lunney JR, et al：J Am Geriatr Soc **50**：1108-1112, 2002 をもとに作成]

❷ 臓器不全パターン

　心不全やCOPD（慢性閉塞性肺疾患）などの臓器不全パターンのtrajectory
は**図3**のようなイメージです．増悪と寛解を繰り返しながら徐々に悪くなると
いう点が特徴的です．また，急性増悪から回復したとき，身体機能を元通り
に回復させることはできません．したがって急性増悪をなるべく減らすこと
が，慢性期の治療マネジメントとして重要になってきます．
　臓器不全パターンの予後予測でむずかしいのは，急性増悪したのち回復す
るのか，そのまま亡くなるのかを予想しづらい点が挙げられます（**図4**）．その

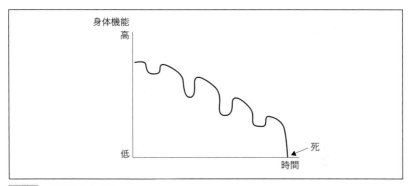

図3　臓器不全のパターン

[Lunney JR, et al：J Am Geriatr Soc **50**：1108-1112, 2002をもとに作成]

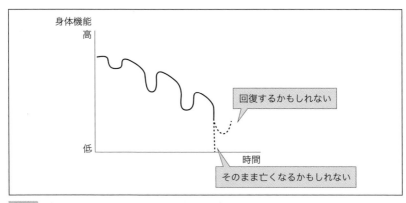

図4　急性増悪の後，どうなるかは予想がむずかしい

[Lunney JR, et al：J Am Geriatr Soc **50**：1108-1112, 2002をもとに作成]

ため，進行がんのtrajectoryと比べると予測はより不確実になりやすいです．

　また，臓器不全の場合，さまざまな臓器代替療法が選択肢になることも予後予測を複雑化させています．たとえば腎不全の場合，血液透析は一般的な選択肢になっています．末期の心不全の場合，最近では心移植へのブリッジングを目的としない補助人工心臓治療（destination therapyと呼ばれます）なども選択できるようになってきています．

> Dr森田より
> 　多くの疾患の「急性増悪」において，回復の可能性を確率では言えてもその患者に確実な予測はできません．多くの場合，治療は「（ただ命を延ばすだけの）延命治療」ではなく，「（QOLも維持できることを目標にした）救命治療」でもあります．

▶ 認知症寝たきりパターン

　英語ではFrailtyと表現される経過なのですが，日本語で定義される「フレイル」ともややニュアンスが異なるので，ここでは「認知症寝たきりパターン」と呼びます．ベッド上でほとんど動けず，コミュニケーションも少ししかとれない高齢者を想像してください．認知症の終末期です．脳梗塞や，その他の神経変性疾患の終末期や老衰も同様の経過です（図5）．

　こうした患者はずっと身体機能的には低空飛行で過ごします．時々，誤嚥性肺炎などの急性イベントを経験し，そのたびに身体機能が落ちていきます．しかし，低空飛行の状態は長く続きますので，どこで患者が墜落するか（亡くなるか）を予想するのはむずかしいのです．

▶ 突然死パターン

　これはもっともシンプルですね（図6）．交通事故やくも膜下出血で突然亡くなる方を思い浮かべてもらえればよいと思います．

　このように，亡くなる過程といっても，疾患によって大きく4つに分かれることを理解しておきましょう．もちろん高齢化や多併存疾患（multimorbidity）

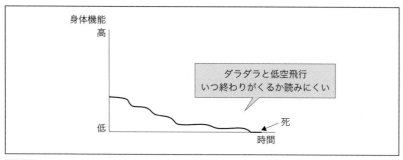

身体機能

高

ダラダラと低空飛行
いつ終わりがくるか読みにくい

低

死

時間

図5 認知症寝たきりパターン

［Lunney JR, et al：J Am Geriatr Soc **50**：1108-1112, 2002 をもとに作成］

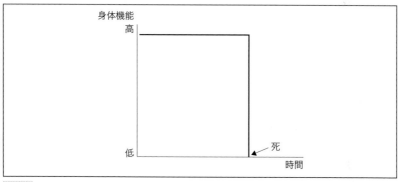

身体機能

高

低

死

時間

図6 突然死パターン

［Lunney JR, et al：J Am Geriatr Soc **50**：1108-1112, 2002 をもとに作成］

Dr 森田より

　日本からも同じ結果は出ていて[a]，たとえば，以下の論文は最近のもので，緩和ケア専門医でも実際の予後よりは楽観的に予測するという傾向でした．医学的には，一定数の出血や感染など合併症による「急変」があるのでやむを得ないのかもしれないですね．

　一方で，20年前と比べるといろんな予測指標が普及してきたおかげもあって，臨床医の予後予測がだんだん正確になっているという知見も出てきていますので[b]，「不正確ではあるが，だんだん精度は上がってきてはいる」状況ととらえるとよいでしょう．

　a) Amano K, et al：The Accuracy of Physicians' Clinical Predictions of Survival in Patients With Advanced Cancer. J Pain Symptom Manage **50**：139-146.e1, 2015

　b) Hiratsuka Y, et al：Are Prognostic Scores Better Than Clinician Judgment? A Prospective Study Using Three Models. J Pain Symptom Manage **64**：391-399, 2022

が当たり前になってきた現代社会では，これらのtrajectoryを複合して患者の予後を考えなければならないケースも増えています．

［臨床医の予後予測は不正確］

　臨床医が患者をみて直感的に感じる予後予測は，どれくらい正確なのでしょうか？　がん・非がんの患者を含めたあらゆるセッティングでの予後予測の正確さをまとめた報告によると，**予測精度は高くても78％程度で，時には23％程度まで低下することが示されています**（図7）．

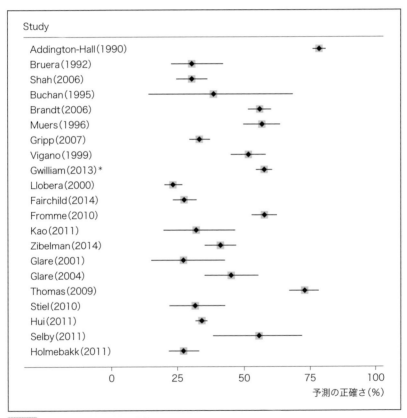

図7　医師の予後予測の正確性

＊Gwilliam（2013）は医師のみでなく多職種の評価

［White N, et al：PLoS One **11**：e0161407, 2016 より］

　また，多くの研究で，医師は生命予後を実際よりも長く見積もってしまいがちであることがわかっています(図8).

　なぜ医師は予後を長く(楽観的に)見積もってしまいがちなのでしょうか? これにはさまざまな考察がなされています. 予測する医師の経験不足は1つの要因です. 実際，医師よりも普段からケアで接している介護者や看護師のほうが正確な予後予測をしていたという報告もあります. 多併存疾患が当たり前になってきたという患者側の要因もありそうです. 複数の併存疾患を抱えた患者の場合，変化の予想はよりむずかしくなります. また医療者の気持ちに注目すれば，私たちはどこかで患者に「長生きしてほしい」と思っていて，それが潜在的に数字にあらわれてきているのかもしれません.

　予後予測の正確性に関する研究はこれまでにも色々ありますが，「基本的に医師は予後を楽観的に見積もってしまいがちだ」という傾向はずっと変わっていません.

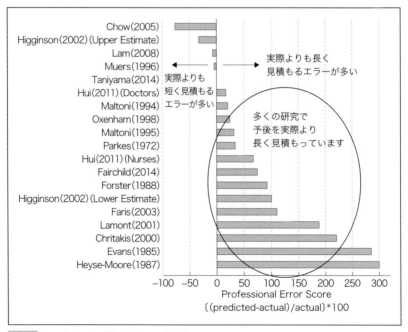

図8　医師の予後予測のエラーの方向性

[White N, et al：PLoS One **11**：e0161407, 2016 より]

初心者の処世術

治療医の予後の見立てと異なるときは…

　治療医の予後の見立てと緩和ケア医の見立てが違うときがしばしばあります．緩和ケア医からみると明らかに予後は日単位（数日）と思われるのに，家族に聞くと「治療医の先生からは予後半年と言われました」と言われ，「おいおい…」と肩を落とした経験は数しれず…．

　予後の見立てが治療医との間で違うときは，患者・家族への共感的なコミュニケーションを意識しつつ，事実ではなく意見として，こちら側の予後の見立てを伝えています．たとえばこんな感じです

　主治医の先生からは「残り半年ぐらい」と言われていたんですね．ただ，大変お伝えしにくいんですが，私たちとしては○○さんに残されている時間は，実はあと数日しかないかもしれないと思っているんです．

　こういったときに避けたい光景は，主治医の先生の考えを正面から否定することです．「治療医の先生は何もわかってませんね」なんて言ってはいけません．これまで治療医の先生を信頼して治療に取り組んできた患者・家族の経験価値を貶めてしまうことになりますし，「あの治療医に診てもらわなければよかったのではないか」とその後の家族の心理に負の影響を及ぼす懸念があります．

　また対立を避けることを優先し，こちら側の見立てを伝えない（成り行きをただ見守る）という選択もあまり好ましくありません．家族にとって予見できない突然の死ということになり，その後の悲嘆をいたずらに深めてしまう懸念があるからです．

　予後の見立てがこれまで診てきた先生と違っても，共感的なコミュニケーションをベースに自分たちが考える予後を明確に伝えることが大切です．

文献

1) Lunney JR, et al：Patterns of functional decline at the end of life. JAMA **289**：2387-2392, 2003
   ▷ 文献2と合わせてIllness trajectory について記述分析を行った古典的な論文です．論文中には"trajectory of dying"という言葉で出てきます．

2) Lunney JR, et al：Profiles of older medicare decedents. J Am Geriatr Soc **50**：1108-1112, 2002

3) White N, et al：A Systematic Review of Predictions of Survival in Palliative Care：How Accurate Are Clinicians and Who Are the Experts? PLoS One **11**：e0161407, 2016
   ▷ 臨床医の直感的な予後予測の精度をまとめた系統的レビューです．がん患者だけでなく非がん患者のデータもまとめてあります．

2. がん患者の生命予後を推定する
―え，そんなに早いの？!

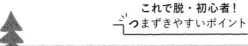

これで脱・初心者！
つまずきやすいポイント

1. 死亡直前期のがん患者は最後の1～2ヵ月で一気に状態が悪化します．ADLが落ち始めたら，先々の準備を行っていきましょう．
2. 予後予測のツールはそれぞれ一長一短があります．知りたい内容や状況に合わせて使い分けましょう．
3. 死亡直前期に特徴的な身体所見を見逃さないようにしましょう．いつも現れるとは限りませんが，あれば特異度が高いものが多いです．

① 死亡直前期のがん患者は最後の1～2ヵ月で一気に状態が悪化する

　これは最初に経験するとびっくりするかもしれませんが，**がんを抱えた患者は最後の1～2ヵ月で急速にADLが低下していきます**．とくに問題なく外来に来ていると思っていたら，次第に横になって過ごす時間が増えてきて，通院の負担が増え，家族の支えや何かにつかまらなければ歩けなくなり，いくばくもないうちに寝たきりになる，というのが割とよくある自然経過です．

私のプラクティス

～ADLが低下し始めたら介護福祉のリソースを検討～

ADLが落ち始めているな，と思ったら早めに介護福祉のリソースを活用できるように動きます．とくに介護保険の申請は，ADLが低下し始めたら早めに提案します．

介護保険申請のためには大きく次のようなステップが必要です．①家族が役所に書類を取りに行く，②書類を医療機関に提出する，③医師が主治医意見書を記載する，④認定調査員が認定調査を本人に行う，⑤認定審査会で最終判断される，という感じです．このプロセスには通常1ヵ月かかり，どんなに急いでも2〜3週間が必要です．末期のがん患者の場合，この間にもどんどん状態が悪化していきますから，やはり早めの申請をしておいたほうがよいわけです．**主治医意見書が回ってきたら，なるべく早く書いて渡してあげましょう**．ちなみに認定調査が終了した後（④の後）であれば，ケアマネジャーが暫定でケアプランを作成することで，予想される介護度判定に合わせて上記⑤の認定審査会の前から住宅環境調整や介護ベッド導入などのサービスが利用可能です（制度上は介護保険申請後から暫定でケアプラン立案可です）．

訪問看護の利用も同時期に推奨することが多いです．患者や家族の中には「まだ元気だから家に来てもらっても…」と導入を嫌がる方が少なくないのですが，「どんなふうに今後過ごしていきたいですか？」といった患者中心の対話の延長として「それならご自宅に看護師さんが来てくれたほうが結果的には楽に過ごしやすくなると思いますよ」と提案すると，了承してくれることも多いです（それでも一定数は「必要ありません」と言われますが…）．

> **Dr 森田より**
> 市町村によっては，がん患者に限って，訪問調査までの日数を短くする「別扱い」にしている場合があります．窓口でご家族（患者さん）から申請する必要がありますので，医療相談室に確認して知識としては知っておくとよいですね．

私の失敗談

あと2週間早く支援の手が入っていれば

　死亡直前期の膵がんの患者を主科と一緒に緩和ケア外来でフォローしていました．まだ外来に歩いてこられていた方で，主治医の先生が「2週間後に再診」としていました．まだ経験の浅かった私は，「主科がそうするならこちらもひとまず2週間後に再診しよう」と思い，その日は介護福祉のリソースについて話し合わずに終了しました．しかし，2週間たってみると，患者はもはや外来に歩いてこられず，車椅子に載せられてようやく来院し，外来奥のベッドで横になって待たなければならない状態でした．ご本人は「こんなにきついのであれば入院したい，家族にも迷惑をかけた…」と言われ，そのまま入院．ノーサポートに近い状態のまま家で過ごしたことで，「もはや家で過ごすことはできない」と思わせてしまったようでした．結局入院後も在宅療養は希望されず，病院での看取りとなりました．もう少し早い段階で必要な支援を提案できていれば，最終的な療養の場の選択肢が広がったのではないかと反省したケースでした．

介護保険の申請は早すぎてもダメ

　介護保険の申請を早い段階でしておいたほうがよいというのはそのとおりなのですが，早すぎるのも困りものです．ADLがあまり落ちていない段階で申請を勧めたことがあったのですが，認定調査の時点でもADLがほぼ自立していたため，「要支援I」しか取得できなかったケースがありました．要支援の枠組みでは利用可能なサービスが少ないため，ADLが低下した後に再申請せざるを得ませんでしたが，変更申請にもまた時間と手間がかかるので患者や家族，ケアマネジャーに必要以上の負担をかけてしまいました．

> Dr 森田より
> 　がん患者の場合，performance status(PS)が良い状態で申請すると，コンピューターの自動判定で「該当なし」か，せいぜい「要支援」になりやすいです．その後審査会で「少し上げる」ことはできますが，「該当なし」を「要介護」にはできない（しにくい）のも事実です．具体的に必要な介護サービスがあれば，主治医意見書に「〇月ころには△△となっており××が必要になる見込みである」などと記入すると多少反映してくれる市町村（審査会）もあります．

② 予後予測のツールはそれぞれ一長一短がある

　第1章1でも触れたとおり，医師の直感は患者の生命予後を過大評価し，本来よりも長く見積もってしまうことが多いため，客観的な視点で予後予測できるようにさまざまなスコアが開発されています．**これらの予後予測スコアには一長一短がありますので，臨床状況に合わせて使い分けましょう．**

Dr森田より
　予後予測尺度の精度と簡便さはトレードオフです．精度を上げようとすると項目数や計算式が多くなり，簡便にしようとすると精度は犠牲になります．日常的に大雑把な予想でいいときは簡便なPPIを，予後予測が臨床上の問題となる事例ではPiPSやPaPを使用するという考えでよいと思います．

 ## ③ 死亡直前期に特徴的な身体所見を見逃さない

　下顎呼吸というと亡くなる直前にみられる呼吸パターンとして皆さんにも馴染みがあると思いますが，それ以外にもさまざまな身体徴候が亡くなる前にみられる特徴的な所見であることが知られています．いずれの所見も必ず出現するわけではありませんが，あれば死亡直前期であることを強く示唆することになります．日々の診察で確認していきましょう．

［がん患者の予後予測ツール］

　では，実臨床でもよく使われる予後予測ツールを紹介します．歴史的に古いものから順に紹介していきます．

▶ Palliative Performance Score(PaP)(表1)

　1999年にイタリアで開発された予後予測スコアで，6つの評価項目から患者の予後を予測します．原著論文では合計点数ごとに3つの群に分けて，各群の30日間の生存確率を求めていますが，このままだと実臨床ではやや使いにくいので，カットオフ値を設けて使います．9点以上で3週間以内(短い週単位)，

表1　Palliative Performance Score(PaP)

臨床的な予後の予測	1〜2週	8.5
	3〜4週	6.0
	5〜6週	4.5
	7〜10週	2.5
	11〜12週	2.5
	13週以上	0
Karnofsky Performance Scale	10〜20	2.5
	30以上	0
食欲不振	あり	1.5
	なし	0
呼吸困難	あり	1.0
	なし	0
白血球数(/mm^3)	>11,000	1.5
	8,501〜11,000	0.5
	≦8,500	0
リンパ球(%)	0〜11.9	2.5
	12〜19.9	1.0
	≧20	0

5.5点以下で30日以上(長めの週単位，月単位)の可能性が高いと考えます.

　項目のうち，Karnofsky Performance Scale (KPS)は聞き慣れない人もいるかもしれませんが，患者のADLや看護必要度を10〜100の間のスコアで表現するものです(表2).

　PaPは多くの地域，さまざまな臨床セッティングで検証されてきたスコアで，その意味では信頼性の高いスコアです．非がん患者でも利用することができます.

　一方でPaPは少し使い勝手が悪い部分もあります．たとえば，項目の1つに「臨床的な予後の予測」とありますが，本来主観的な予後予測がアテにならないから作られた「客観的な」スコアにもかかわらず，多分に主観の交じる内容になっています．しかもこの「臨床的な予後予測」にはそこそこの点数が配置されているので，主観評価が変わるだけで最終的な点数が大きく変わってきます．したがって，緩和ケアを学び始めたばかりの先生方であれば少し使いにくい(というより自信がもてない)のではないかと思います．また白血球数・リンパ球数の項目があるので，採血が必要になります．死亡直前期ではあえて採血を差し控えることがあるので，急性期病棟以外の臨床セッティングでは利用しづらいことも多いです.

表2　Karnofsky Performance Scale(KPS)

正常の活動が可能．特別な看護が必要ない.	正常．臨床症状なし.	100
	軽い臨床症状はあるが，正常活動が可能.	90
	かなり臨床症状があるが，努力して正常・の活動が可能.	80
労働は不可能. 自宅で生活できる．様々な程度の介助を必要とする.	自分自身の世話はできるが，正常の活動労働は不可能.	70
	自分に必要なことはできるが，ときどき介助が必要.	60
	病状を考慮した看護および定期的な医療行為が必要.	50
身の回りのことが自分でできない. 施設・病院の看護と同様の看護を必要とする．疾患が急速に進行している.	動けず，適切な医療および看護が必要.	40
	まったく動けず，入院が必要だが死は差し迫っていない.	30
	非常に重症，入院が必要で精力的な治療が必要.	20
	死期が切迫している.	10

▶ Palliative Prognostic Index（PPI）（表3）

　1999年に聖隷三方原病院の森田先生らが中心となって開発した，死亡直前期がん患者の予後予測スコアです．項目数は5つに抑えられていて，すべて問診とベッドサイドの診察だけで（採血を行わなくても）評価できるように作られたスコアです．

　このうち，Palliative Performance Scale（PPS，表4）は身体活動度と食事量や意識レベルをもとに100～10の点数をつけるものです．点数のつけ方ですが，左側にある項目を優先して点数をつけていきます．たとえば，患者が「常に臥床」した状態であれば，経口摂取が正常で意識レベルが清明であっても得点は30点以下になります．PPIの合計得点が6.5点以上であれば21日以内（短い週単位），3.5点以下であれば42日以上（月単位）の可能性が高いと考えます．

　PPIの利点はなんといってもその簡便さです．患者の診察だけで点数計算が可能で，採血も不要です．項目数も5つに抑えられているので，少し頑張ればベッドサイドで暗算することも可能になります．また，いずれの項目も客観的な内容をもとに算出されるので，スコアをつける人によってばらつくことも少ないといえます．

表3　Palliative Prognostic Index（PPI）

Palliative Performance Scale	10～20	4.0
	30～50	2.5
	60以上	0
経口摂取量*	著明に減少（数口以下）	2.5
	中程度減少（減少しているが数口よりは多い）	1.0
	正常	0
浮腫	あり	1.0
	なし	0
安静時呼吸困難	あり	3.5
	なし	0
せん妄	あり（原因が薬物単独のものは含めない）	4.0
	なし	0

＊：消化管閉塞のため高カロリー輸液を施行している場合は0点とする

表4 Palliative Performance Scale（PPS）

%	起居	活動と症状	ADL	経口摂取	意識レベル
100	100%起居している	正常の活動が可能 症状なし	自立	正常	清明
90		正常の活動が可能 いくらかの症状がある			
80		いくらかの症状はあるが，努力すれば正常の活動が可能			
70	ほとんど起居している	何らかの症状があり通常の仕事や業務が困難	時に介助	正常または減少	清明または混乱
60		明らかな症状があり趣味や家事を行うことが困難			
50	ほとんど座位か横たわっている	著明な症状がありどんな仕事もすることが困難	しばしば介助		
40	ほとんど臥床		ほとんど介助		清明または混乱または傾眠
30	常に臥床		全介助	減少	
20				数口以下	
10				マウスケアのみ	傾眠または昏睡

　一方，PPIは予測精度が若干ほかのツールと比べると劣る可能性が指摘されています．とくに42日以上（月単位）の予後を予測する精度は必ずしも高いといえないので注意が必要です．

―――― ❦ **私のプラクティス** ❦ ――――

〜PPIはベッドサイドで使える〜

　PPIは普段の臨床でもよく活用しています．PPIは項目数が少なく，いずれの項目もベッドサイドで評価可能なので，「呼吸困難が出ていないか？（呼吸数が増えていないか？）」「浮腫はないか？」と各項目を意識して診察しています（各項目が何点か厳密に覚えていませんが）．

▶ Prognosis in Palliative Care Scales（PiPS A & PiPS B）

　2011年に英国で開発されたスコアです．採血がいらないPiPS A（表5）と，採血を行って算出するPiPS B（表6）の2パターンがあり，いずれも2週間（短い週単位）と2ヵ月（月単位）の生存確率を％で算出することができます．PiPS AもBも項目数が多く，パソコンを開いてカリキュレータを使う必要があります．ですが，一度の計算で臨床的な判断につながりやすい2週間と2ヵ月の生存確率を，一気にわかりやすく計算できるというのがメリットですね．

　項目の中でなじみが薄いのが「メンタルテストが4点以上か？」とGlobal Health Statusだと思います（ECOG PSは皆さんもよく知るPerformance Statusのことです）．メンタルテストは表7に示すような内容を「もし仮に患者に

表5　PiPS Aの項目

・原発 乳がん	・食欲低下
・原発 男性生殖器（前立腺含む）	・呼吸困難
・遠隔転移	・嚥下障害
・肝転移	・1ヵ月以内の体重減少
・骨転移	・ECOG PS 0〜4
・メンタルテストが4点以上？	・Global Hearth Status（非常に不良）0〜7（最高）
・脈	

表6　PiPS Bの項目

・原発 男性生殖器（前立腺含む）	・WBC
・遠隔転移	・Neutro
・骨転移	・Lymph
・メンタルテストが4点以上？	・血小板
・脈	・BUN
・食欲低下	・ALT
・倦怠感	・ALT（IFCC法）
・ECOG PS 0〜4	・CRP
・Global hearth Status（非常に不良）0〜7（最高）	・Alb

表7　メンタルテスト

以下に4つ正解できそうかどうかを医師が判断	
1. 何歳ですか？	6. 受け持ちの医師と看護師の名前が言えますか？（少なくとも2人の人物を認識）
2. いま何時ですか？	7. 生年月日はいつですか？
3. 住所（1〜10の質問が終わってもう一度住所が言える）	8. 終戦記念日を覚えていますか？
4. 今年は何年ですか？	9. 今の総理大臣の名前は？
5. ここの場所の名前は？	10. 20から1まで数字が小さくなる順番で言える

聞いたときに4つ以上正答できそうか?」という医師の主観的な評価項目で，必ずしも患者に1つひとつ聞いて確かめる必要はありません．Global Health Status は全体的な元気さや活気をもとに，0(非常に不良)〜7(最高)の中で選択します．QOL尺度の性格を有しているものなので，患者に点数をつけてもらうのがベターですが，医師が判断してつけても構いません．最初はどんな値を入れたらよいのかわかりにくいかもしれませんが，**数値に自信がなければ値を少し変えてみて，最終結果がどう変化するかを確認してみるとよいと**思います．

> **Dr 森田より**
> もともとPiPSのメンタルテストは患者自身に認知機能を確認する「テスト」が組み込まれているのですが，使いやすさを考えて日本語版では「医師の推定で書いても精度が下がらない」ことを確認してから，代理評価を可能にしています．

　海外の公式サイトで計算可能なのですが，採血項目の単位が日本の規格と違っていていちいち換算するのが面倒くさいので，日本の単位に準拠した計算サイトをご紹介します[飯塚病院連携医療・緩和ケア科：緩和ケアお役立ちツールの紹介(予後予測スコア)＜https：//renkei-kanwa.com/prognosis/＞]．

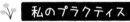
私のプラクティス

〜ここぞというときのPiPS〜

PiPSはちゃんと予後予測をしてその後の判断をしなければならないような，診療上の重要な節目につけることが多いです．たとえば初診のタイミングでスコアリングしておくと，今後の支援の優先順位を決めやすくなります．また，予後予測は今後の方向性を患者家族と議論するうえで非常に大事な前提事項になってきますので，治療方針や療養の場について話し合う面談の前にも計算しておくことが多いです．実際，面談のときに「残された時間はあとどれぐらいですか(どれぐらいの寿命がありますか)?」と聞かれることも多いです．

［死が差し迫ったときに現れる変化：身体徴候］

　病状が進行し，いよいよ死が差し迫ってきた場合，身体にはさまざまな変化が現れていきます．ここでは，必ずしも数日以内に亡くなるとは限らないものの，ほとんどの患者でみられるサイン（早期死亡前徴候）と，全員に出るわけではないがあったら数日以内になくなる可能性が高いサイン（晩期死亡前徴候）について説明します．

▶ 死が差し迫っているほとんどの患者でみられるが，数日以内に亡くなるとは限らない徴候（早期死亡前徴候）

　身体機能（Performance status）の低下，意識レベルの低下，水分の嚥下困難といった徴候は死亡する前の患者のほとんどで現れます．しかしこれらの徴候があったとしても，必ずしも数日以内に亡くなるというわけではなく，なかにはこれらの徴候が現れても1週間以上ご存命の方がいます．

▶ 全員に出るわけではないが，あったら数日以内に亡くなる可能性が高いサイン（晩期死亡前徴候）

　これは種類が多いのですが，いくつかのカテゴリーに分けて考えると理解しやすいです．

❶ 呼吸パターンの変化

　無呼吸（20秒以上）・下顎呼吸・チェーンストークス呼吸などがあります．チェーンストークス呼吸が心不全や脳卒中などでみられることは医学生時代にも勉強されたと思いますが，死亡直前期徴候でもあるんですね．また，唾液などの咽頭分泌物をうまく飲み込めなくなって喉がゴロゴロとなる方もいますが，これは死前（しぜん）喘鳴と呼ばれています．さらには，呻吟（しんぎん）といって，呼気のたびに低い唸るような声が出る人もいます．首の過伸展（下顎呼吸によって首が背中側に反ってくる）も晩期死亡前徴候の1つです．

❷ 神経機能の変化

中枢神経系の機能不全を反映して，声掛けに反応できなくなる，視覚刺激に反応できなくなる，目を閉じられない，瞳孔反射が消失するといった変化が現れます．

❸ 循環不全

腎血流量が減って乏尿(12時間の尿量が120mL以下)になったり，末梢のチアノーゼが出現したり，上部消化管出血(腸管虚血を反映)がみられることがあります．また血圧の低下により橈骨動脈の触知が困難になります．

> Dr 森田より
> 　死亡前徴候の国内の結果は以下の文献もご覧ください．
> 　Mori M, et al：Diagnostic models for impending death in terminally
> ill cancer patients：A multicenter cohort study. Cancer Med 10：
> 7988-7995, 2021

これがエビデンス！

死亡直前期の臨床徴候

Bruera S, et al：Variations in vital signs in the last days of life in patients with advanced cancer. J Pain Symptom Manage 48：510-517, 2014

　2010年から2011年にかけて米国とブラジルの緩和ケア病棟に入院した357例の患者を観察し，52の臨床徴候の中から，とくに死亡3日以内となったら現れやすい身体症状について検討しました．とくに診断特性の高い身体徴候として挙げられたのが表8のとおりです．いずれも感度は低く特異度は高いです．そのため，これらの身体徴候が1つでもあれば3日以内に死亡する可能性が高くなりますが，いずれかの症状がほとんど観察されないまま亡くなるケースも少なくないことがわかります．

　図1は，それぞれの死亡直前期徴候が何日前から現れるか，中央値を示しています．

　図2は死亡直前期徴候がどれくらいの数，現れるかを示しています．死亡2日前から徐々に臨床徴候が増えてきており，死亡日には平均3つの徴候が出ていました．

表8　死亡直前期徴候

身体的徴候	感度 (95%CI)	特異度 (95%CI)	陰性尤度比 (95%CI)	陽性尤度比 (95%CI)
早期死亡前徴候				
意識レベルの低下 （RAS≦-2）	50.5 (49.9-51.1)	89.3 (88.9-89.7)	0.6 (0.5-0.6)	4.9 (4.7-5)
身体機能の低下	64 (63.4-64.7)	81.3 (80.9-81.7)	0.44 (0.43-0.45)	3.5 (3.4-3.6)
水分の嚥下困難	40.9 (40.1-41.7)	78.8 (78.3-79.2)	0.75 (0.74-0.76)	1.9 (1.9-2)
晩期死亡前徴候：神経症状				
瞳孔反応の消失	15.3 (14.9-15.7)	99 (98.8-99.1)	0.86 (0.85-0.86)	16.7 (14.9-18.6)
チェーンストークス呼吸	14.1 (13.6-14.5)	98.5 (98.4-98.7)	0.9 (0.9-0.9)	12.4 (10.8-13.9)
声かけに反応しなくなる	30 (29.4-30.5)	96 (95.8-96.3)	0.73 (0.72-0.74)	8.3 (7.7-9.0)
視覚刺激に反応しなくなる	31.9 (31.4-32.4)	94.9 (94.6-95.1)	0.72 (0.71-0.72)	6.7 (6.3-7.1)
無呼吸	17.6 (17.1-18.0)	95.3 (95.1-95.6)	0.86 (0.86-0.87)	4.5 (3.7-5.2)
晩期死亡前徴候：神経・筋				
開眼できない	21.4 (20.9-21.8)	97.9 (97.7-98.1)	0.8 (0.8-0.81)	13.6 (11.7-15.5)
呻吟	19.5 (19.0-19.9)	97.9 (97.7-98.1)	0.82 (0.82-0.83)	11.8 (10.3-13.4)
下顎呼吸	22 (21.5-22.4)	97.5 (97.3-97.6)	0.8 (0.80-0.81)	10 (9.1-10.9)
死前喘鳴	22.4 (21.8-22.9)	97.1 (96.9-97.3)	0.8 (0.79-0.81)	9 (8.1-9.8)
首の過伸展	21.2 (20.6-21.7)	96.7 (96.5-96.9)	0.82 (0.81-0.82)	7.3 (6.7-8.0)
晩期死亡前徴候：心血管系				
橈骨動脈が触れない	11.3 (10.9-11.8)	99.3 (99.2-99.5)	0.89 (0.89-0.90)	15.6 (13.7-17.4)
乏尿 （12時間で100 mL以下）	24.2 (23.2-25.1)	98.2 (98.0-98.5)	0.77 (0.76-0.78)	15.2 (13.4-17.1)
上部消化管出血	2.9 (2.8-3.0)	99.7 (99.6-99.7)	0.97 (0.97-0.98)	10.3 (9.5-11.1)

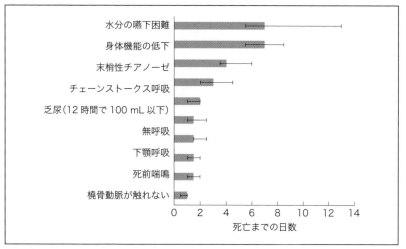

図1

［Hui D, et al：Oncologist **19**：681–687, 2014 より］

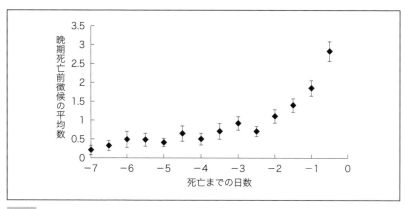

図2

［Hui D, et al：Oncologist **19**：681–687, 2014 より］

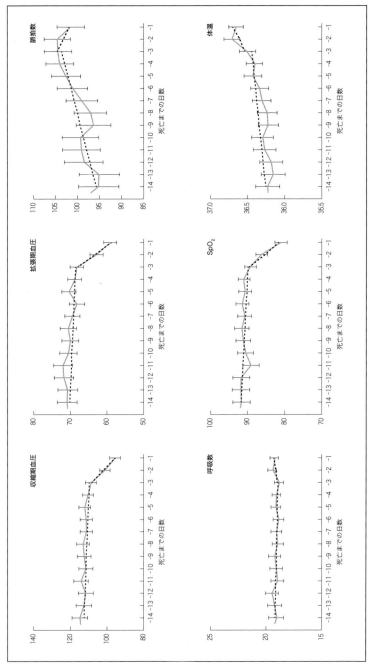

[Bruera S, et al：J Pain Symptom Manage **48**：510-517, 2014 より]

図3

表9 死亡3日前にみられるバイタルサインの変化

	感度 (95%CI)	特異度 (95%CI)	陽性適中率 (95%CI)	陰性適中率 (95%CI)	陽性尤度比 (95%CI)	陰性尤度比 (95%CI)
脈拍上昇 >10	34 (33-34)	80 (79-80)	39 (38-40)	75 (75-76)	1.68 (1.61-1.75)	0.84 (0.82-0.85)
収縮期血圧低下 >20mmHg	23 (22-24)	90 (89-90)	48 (47-49)	74 (73-74)	2.3 (2.19-2.42)	0.86 (0.85-0.87)
拡張期血圧低下 >10mmHg	26 (25-26)	88 (88-89)	47 (45-48)	75 (74-75)	2.24 (2.11-2.36)	0.84 (0.83-0.86)
呼吸数低下 >5	7 (7-8)	96 (96-97)	43 (41-46)	72 (71-72)	2.15 (1.9-2.41)	0.97 (0.96-0.97)
SpO_2低下 >8%	15 (14-16)	95 (95-96)	57 (56-59)	73 (73-74)	3.61 (3.3-3.91)	0.89 (0.88-0.9)
体温低下 >0.5℃	30 (29-31)	83 (83-84)	43 (42-44)	74 (74-75)	1.86 (1.78-1.94)	0.84 (0.83-0.85)

[Bruera S, et al：J Pain Symptom Manage **48**：510-517, 2014 より]

▶ 死が差し迫ったときに現れる変化：バイタルサイン

　実はバイタルサインは死亡の前日ぐらいになるまであまり大きく変化しません．血圧低下，頻脈，SpO_2低下は3日以内の死亡と相関があるものの，この3つのバイタルで3日以内の死亡を予想すると感度は15～35％ほどしかありません（特異度は80％以上あります，**図3**，**表9**）[4]．したがって，血圧低下，頻脈，SpO_2低下といったバイタル異常があれば数日以内の死亡を予見することにつながりますが，これらの所見がないからといって亡くならないわけではないので注意が必要です．一方で，収縮期血圧20mmHgを超える低下とSpO_2<90％の両方がある場合は，95％以上の確率で48時間以内に亡くなるというデータもあります．

文献

1) Morita T, et al：The Palliative Prognostic Index：a scoring system for survival prediction of terminally ill cancer patients. Support Care Cancer **7**：128-133, 1999
▷ PPIについて報告された最初の論文です．

2) Pirovano M, et al：A new palliative prognostic score：A first step for the staging of terminally ill cancer patients. J Pain Symptom Manage **17**：231-239, 1999
▷ PaPについて報告された最初の論文です．PPIと同じ年に報告されたことがわかります．

3) Gwilliam B, et al：Development of prognosis in palliative care study（PiPS）predictor models to improve prognostication in advanced cancer：prospective cohort study. BMJ **343**：d4920, 2011
▷ PiPSが最初に報告された論文です．

4) Bruera S, et al：Variations in vital signs in the last days of life in patients with advanced cancer. J Pain Symptom Manage **48**：510-517, 2014
▷ 文献5や6と合わせて，死亡直前期に現れる身体徴候について徹底的に調べられた研究です．

5) Hui D, et al：Clinical Signs of Impending Death in Cancer Patients. Oncologist **19**：681-687, 2014

6) Hui D, et al：Bedside clinical signs associated with impending death in patients with advanced cancer：Preliminary findings of a prospective, longitudinal cohort study. Cancer **121**：960-967, 2015

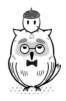

3. 非がん患者の生命予後を推定する
―次に悪くなったらもう後がない？

これで脱・初心者！
つまずきやすいポイント

1. 臓器不全パターン［心不全やCOPD（慢性閉塞性肺疾患）など］の予後予測はがんよりもむずかしいことが多いです．1人で考えず，その疾患領域の経験が豊富な先生と一緒に議論しましょう．
2. 非がん領域の予後予測スコアはそこまで精度が高くありません．一定の目安として使用するにとどめましょう．
3. 介入可能な予後不良因子を放置してはいけません．進行期でも改善できることに取り組みましょう．

1 臓器不全パターン（心不全やCOPDなど）の予後予測はがんよりもむずかしい

　臓器不全パターンは増悪と寛解を繰り返すのが特徴です（第1章1の図3参照）．いつ増悪するか，どの増悪時に致死的な経過をたどるかを察知しづらく，**がん患者より予測がむずかしいことが多いです**．また増悪するとしたら何がトリガーになるかを考えておくことも重要になります．そのため，その疾患の診療に精通したエキスパートの先生と一緒に考えるのが現実的です．慢性疾患の場合，患者のライフスタイルも疾患の経過に大きな影響を与えます．したがって，自宅の様子がよりわかる職種（訪問看護やケアマネジャーなど）とも話し合うことで，経過予測のヒントが得られることも多いですよ．

Dr 森田より
　非がん疾患では「予後を正確に予測する」こともよりも，「不確実性（uncertainty）を受け入れたうえでどういう判断をしたらよいか」に重点を置くほうが現実的なのでしょうね（筆者の臨床経験がほぼがんだけなので，あまり気の利いたことが言えずにすみませんが）.

 非がん領域の予後予測スコアは過信しない

　生命予後を予測するための手法として，非がん領域でもさまざまなツールが開発されています（表1）. いずれの予後予測スコアもそこそこの精度があるのですが，がんの予後予測ほど精度は高くないことが多いです（が，これは臓器不全パターンのtrajectoryを考えるとやむを得ないことかもしれません）. 客観的な予測を行うために予後予測スコアを使ってもよいのですが，解釈には注意が必要です.

表1　疾患ごとの代表的な予後スコア

心不全	心不全増悪からリカバリーできるか予想する：GWTG-HF 中長期的な予後を推定する：SHFM
COPD	急性増悪からリカバリーできるか予想する：DECAF 中長期的な予後を推定する：BODE
腎不全	（広く用いられているものはなし）
肝不全	中長期的な予後を推定する：Child-Pugh・MELD
認知症	（広く用いられているものはなし）

 介入可能な予後不良因子に注目しよう

　予後不良因子の中には**介入可能な因子**（これから変えられること）と**介入困難な因子**（今さら変えられないこと）に分けることができます. 介入可能な因子に注目することは，臓器不全パターンの進行期にあっても，生活の質（QOL）を高め，急性増悪のリスクを減らし，生命予後を延ばすことにつながります.

[臓器不全パターンの経過]

　心不全やCOPDなどの慢性呼吸器疾患の場合，増悪と寛解を繰り返しながら少しずつ身体機能が悪化していくというのが典型的な経過です．たとえば心不全の場合，一般的な経過は図1のようになります．

　グラフの中では心不全の増悪を合計6回経験して亡くなっていますが，**むずかしいのは何回目の増悪で回復困難となるのか，予想しづらいというところです**．もちろん増悪を繰り返すたびに身体機能は低下するのですが，次に急性増悪したときに亡くなってしまうのか，回復できるのかを事前に予想するのは困難です．

　また慢性疾患の場合，治療内容によっては身体機能が回復する場合があります．たとえば重症心不全のケースに左室補助人工心臓（LVAD）を装着した場合，心不全のステージングが一気に回復し，予後もQOLも延長する場合があります．これは他のtrajectoryにはみられない，臓器不全パターンならではの経過です．ここからは各臓器不全のパターンごとに予後予測に関する考え方をみていきます．

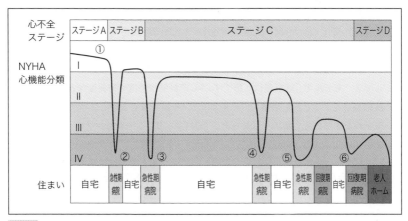

図1　一般的な慢性心不全の経過

①高血圧・糖尿病で通院．②心筋梗塞で入院．③初回心不全入院．④2回目心不全入院．⑤3回目心不全入院，リハビリテーション施設転院を経て自宅退院．⑥4回目心不全入院（地域包括ケア病棟），退院後老人ホームに入居し看取り

[大森崇史：慢性心不全患者. Intensivist **14**：68, 2022 より引用]

▶ 心不全の場合

　心不全の予後予測ツールはさまざまな研究チームから発表されていますが，その中でも比較的プラクティスに組み込みやすいツールを紹介します．

❶ 心不全増悪からリカバリーできるかを予想する：GWTG-HF Risk Score

　Get With the Guidelines-Heart Failure(GWTG-HF)Risk Scoreを使うと，急性心不全で入院した患者の院内死亡率を算出できます．項目は年歴，COPDの既往，収縮期血圧，心拍数，尿素窒素，ナトリウム値の6つです（人種をいれると7つ）．計算には入院時点でのデータを用います．スコアの計算はカリキュレータを使う必要がありますが，項目数が少なく，通常入院時に取得するデータであるため扱いやすいです（https：//www.mdcalc.com/calc/3829/gwtg-heart-failure-risk-score）．

これがエビデンス！

Peterson PN, et al：A validated risk score for in-hospital mortality in patients with heart failure from the American heart association get with the guidelines program. Circ Cardiovasc Qual Outcomes 3：25-32, 2010

　GWTG-HF risk score は2005年から2007年に米国の198病院から4万人のデータから抽出された7つの予後予測因子をもとに院内死亡率を予測するモデルです．モデルのC統計量は0.75です（＊C統計量は感度や特異度などの検査精度の高さを1つで表す指標で，一般的に0.7を超えるとよいとされています）．モデルと実際の死亡率の一致をみたグラフ（キャリブレーションプロットといいます）はだいたいよい相関があることがわかります（図2）．日本でも追試が行われましたが，計算されたスコアに基づく予想死亡率と実際に観察された死亡率はおおむねよく相関していました．

❷ 増悪から回復した後，中長期的な予後を推定する：SHFM

　慢性心不全患者の長期的な（1〜5年の）死亡率を計算するモデルです（表2）．項目数は20と多く，採血データ入力も求められますので，急性期治療が落ち着

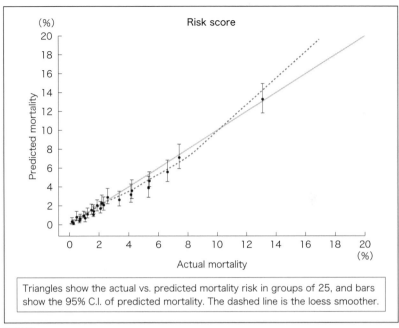

Triangles show the actual vs. predicted mortality risk in groups of 25, and bars show the 95% C.I. of predicted mortality. The dashed line is the loess smoother.

図2 GWTG-HFのキャリブレーションプロット

[Peterson PN, et al：Circ Cardiovasc Qual Outcomes **3**：25-32, 2010 より]

表2 SHFMで使用する項目

基礎情報	性別 年齢 体重 NYHA機能分類 基礎心疾患（虚血性・非虚血性） 左室駆出率（EF） 収縮期血圧（SBP）	投薬情報	アンジオテンシン変換酵素阻害薬（ACEi） アンジオテンシン受容体拮抗薬（ARB） β遮断薬 抗アルドステロン拮抗薬（MRA） HMG-COA還元酵素阻害剤（スタチン） 尿酸降下薬（アロプリノールなど） ループ利尿薬
血液データ	Hb リンパ球% 尿酸 総コレステロール ナトリウム	デバイス治療	

いた退院調整時や外来フォローのタイミングで計算するとよいでしょう．原著論文は米国の集団から算出されたものですが，日本人のデータをもとに補正されたカリキュレータがオンラインで利用可能です（https：//jcvsd.org/WET2_SHFM/WET2_SHFM）.

これが**エビデンス**！

Levy WC, et al：The Seattle Heart Failure Model：Prediction of survival in heart failure. Circulation 113：1424-1433, 2006

Shiraishi Y, et al：Validation and Recalibration of Seattle Heart Failure Model in Japanese Acute Heart Failure Patients. J Card Fail 25：561-567, 2019

　SHFMはNYHA Ⅲ-ⅣでEF 30％以下の心不全患者約1万人のデータから作成されたモデルです．SHFMの点数によって生存期間が分かれていることが図3を見るとわかります．

　日本で行われた追試では，SHFMをそのまま当てはめると一部の評価精度が落ちてしまったので，補正モデルが新たに提案されました．

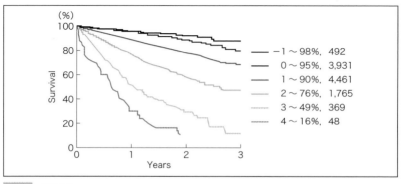

図3　SFHM

 私の失敗談

末期心不全患者の予後予測を見誤った結果

　拡張型心筋症でEF 20％台の末期心不全患者を在宅診療でお引き受けしたことがあります．入院中はドブタミンを5γ持続投与されていた方でしたが，当時はいろいろな制約から在宅で継続できなかったため，結局ドブタミンを全部一気にoffして(!)帰ってこられました．帰宅当日はとても元気そうで，ベッドサイドで普通に会話できました．「これならしばらく自宅で療養できるかもな」と思ってしまったのが運のつき．翌日未明にベッドサイドで心肺停止状態になってしまいました．「明日，心臓が止まるかもしれない」という話が事前にできていなかったため，家族は動揺して救急車を呼んでしまい，蘇生処置を受けながら搬送．救急外来で死亡が確認されました．

　治療医の先生とは事前に「いつ心停止をしてもおかしくない」ことは共有していたものの，ドブタミン中止直後の患者をいざ目の前にすると「明日，亡くなるかもしれない」とは思えなかったというのが最大の反省点でした．予後予測を見過った結果，最悪のシナリオをたどってしまった苦々しいケースでした．

▶ COPDの場合

COPDにも予後を予測するための計算式は色々あるのですが，ちょっと実臨床では扱いにくいのではないかと思います．むしろ，**どのような項目が予後予測因子として重要視されているか，各項目が死亡率にどれくらい影響するのか**という観点でざっと眺めてもらい，臨床的な感覚をつかんでもらえたらよいかと思います．

❶ COPD急性増悪からリカバリーできるか予想する：DECAF

呼吸困難(Dyspnea)，好酸球減少(Eosinopenia)，胸部コンソリデーション(Consolidation)，アシデミア(Acidaemia)，心房細動(atrial Fibrillation)の5項目からなるDECAFは，COPDの急性増悪を起こしたときの院内死亡率を予測するのに使います(表3〜5)．

DECAFは項目が少なく，入院時の所見からすぐ評価できるというメリットがあります．ただし日本の集団での妥当性は検討されていません．

表3 The DECAF Score

Variable	Score
Dyspnoea	
eMRCD 5a	1
eMRCD 5b	2
Eosinopenia ($<0.05 \times 10^9$/l)	1
Consolidation	1
Acidaemia (pH<7.3)	1
Atrial fibrillation	1
Total DECAF Score	6

DECAF, Dyspnoea, Eosinopenia, Consolidation, Acidaemia and atrial Fibrillation ; eMRCD, extended MRC dyspnoea.
[Steer J, et al : Thorax **67** : 970-976, 2012 より]

| 表4 | eMRCD：extended MRC dyspnea score |

過去3ヵ月の間，調子がよいときのあなたの状態をもっともよく表しているものを選んでください	
外出困難なほどの息切れがない	1〜4
1人で外出できないほどの息切れがあるが，1人で身体を洗ったり服を着替えたりできる	5a
1人で外出できないほどの息切れがあり，身体を洗ったり服を着替えたりにもサポートが必要	5b

［Echevarria C, et al：Thorax **71**：133-140, 2016をもとに作成］

| 表5 | DECAF Scoreと院内死亡率 |

DECAF Score	リスク	院内死亡率
0	低	0%
1		1.5%
2	中	5.4%
3		15.3%
4	高	31%
5		40.5%
6		50%

［MD Calc：https://www.mdcalc.com/decaf-score-acute-exacerbation-copd#evidence より］

❷ 増悪から回復した後，長期的な予後を推定する：BODE index

BODE indexは1997年から2002年の間，3ヵ国の外来COPD患者のデータから同定されたスコアで，BMIのB，気流閉塞の程度(degree of airway Obstruction)，呼吸困難(Dyspnea)，運動能力(Exercise)の4項目を評価します(**表6**)．1秒量単独よりも生命予後をよりよく推定しますが，6分間歩行のデータが必要だったり，BMIのカットオフが日本人には整合しにくいといった課題があります．

表6　BODE index

	BODE indexでの得点			
	0	1	2	3
気管支拡張薬使用後に予想される FEV$_1$（％，1秒率）	≧65	50〜64	36〜49	≦35
6分間の歩行距離（m）	≧350	250〜349	150〜249	≦149
MMRC呼吸困難スケール	0〜1	2	3	4
BMI	＞21	≦21		

[Celli BR, et al：N Engl J Med **350**：1005-1012, 2004 より]

───── ✦ 私のプラクティス ✦ ─────

～スコア計算より大切にしていること～

　では，COPDの患者をみたときにこれらのスコアを計算しているかというと，少なくとも在宅診療やプライマリ・ケア診療の範疇では使用していないことが多いです．**むしろ大切にしていることは，介入可能な予後因子に注目して，できることから改善していくことです．**COPDでいえば喫煙や低栄養，身体機能の低下は予後不良に関わる因子ですが，逆にいえば，禁煙や栄養療法，リハビリはいずれもCOPD患者の予後やQOLを延長する可能性があるわけです．そのため患者の禁煙を働きかけたり，栄養士・リハビリ専門職などの他職種と積極的に協働したりすることを心がけています．また肺炎やCOVID-19感染はCOPD患者の死亡リスクを上げることがわかっているので，肺炎球菌ワクチンやコロナワクチンの接種も推奨しています．

▶ 腎不全（維持透析患者）の場合

　透析導入までは他の臓器不全パターンと同様，増悪と寛解を繰り返しながら経過します．透析導入後はいったん身体機能が回復するものの，さまざまな合併症（感染，心血管イベント，認知症など）により徐々にADLが低下する経過をたどることが多いです．腎不全に特化した予後予測スコアは提唱されていませんが，年齢や身体機能，合併症の重症度，栄養状態などが予後と関

連すると考えられています.

　維持透析患者は死亡直前期になると血圧が保てなくなるため，透析の継続が困難になってきます．透析回数を減らしたり，設定条件を変えたりすることで透析負担を軽減する場合もありますが，最終的には透析の差し控えを判断することになります．透析を中止した後の平均生存期間は7〜10日ですが，生存期間にはかなり幅があり，なかには1ヵ月以上，生存する人もいます.

これがエビデンス！

O'Connor NR, et al：Survival after dialysis discontinuation and hospice enrollment for ESRD. Clin J Am Soc Nephrol 8：2117–2122, 2013

　　透析を中止しホスピスに入院した末期腎不全患者1,947人を対象とした観察研究があります．平均年齢78歳で，約半数がPPS≦20の脆弱な患者です．ホスピス入院までに要した平均日数は4日で，ホスピス入院後の平均生存期間は7.4日でした．ただし，生存期間は0〜46日とかなり幅がありました.

▶ 肝不全(非代償性肝硬変)の場合

　肝硬変を有する患者が非代償性の変化(肝性腹水，静脈瘤出血，肝性脳症，黄疸)を呈したとき，非代償性肝硬変と呼ばれます．Child-Pugh分類やMELDスコアは重症度の評価によく用いられていると思いますが，予後を評価する上でも有用ですのでぜひ活用してください.

❶ Child-Pugh分類

　血清アルブミン，血清ビリルビン，肝性脳症，腹水，プロトロンビン時間(PT)の5項目から算出される肝硬変の重症度スコアで，なじみのある方も多いと思います．Child C以降が非代償性肝硬変になりますね．やや古いデータですが，肝硬変の重症度ごとの生存率は図4のようになっています．Child Cの方の1年生存率は50%を切るんですね.

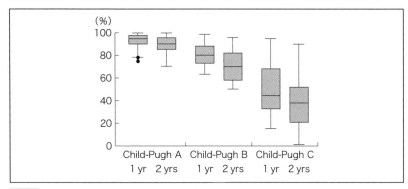

図4 肝硬変の重症度別の生存率

[D'Amico G, et al：J Hepatol **44**：217-231, 2006 より]

❷ MELD スコア

　クレアチニン，ビリルビン，PTの3項目から算出する，3ヵ月の予後を予測するスコアです．図5も20年ほど前の肝移植待機患者のデータになりますが，MELDスコアが高くなればなるほど3ヵ月生存率が低下することがわかります．

 私の失敗談

> ### 肝硬変の急変に注意！
>
> 　肝硬変 Child C で「絶対に病院にはもう行きたくない！」という患者を在宅で診ていました．基本は自立した生活を送れていた方でしたので，訪問看護や介護ベッドはいらない，と言われていたのですが，ある日の深夜，急にふらふらして立てなくなったと連絡があり往診しました．診てみると，どうやら消化管出血を契機に肝性脳症が一気に進行したようでした．
>
> 　意識が混濁する中でも本人は「病院には行かない」と意思表示をされたので，家族と相談して自宅療養を続けることにしました．しかし，今は深夜．介護ベッドなし，訪問看護なし，訪問薬局なしで，使える薬はクリニックから持ってきたわずかな注射と坐剤だけ，というかなり劣勢な状況で踏ん張らねばなりませんでした（その後4〜5日で亡くなられました）．急変した夜は家族にもかなり負担をかけてしまったなと，反省しています．
>
> 　肝硬変の患者が一見元気そうに見えても，このように**一気に状態が悪化する**ことがあるので，**あらかじめ必要なサービスを整えておくことが必要**なのだな，と痛感しました．

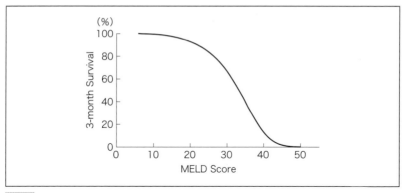

図5　MELDスコアと3ヵ月生存率の相関

[Wiesner R, et al：Gastroenterology **124**：91-96, 2003 より]

▶ 認知症で寝たきりの場合

　認知症が進行した影響で，自力で起き上がれず，寝返りも打たず，「はい」「いいえ」くらいの簡単な応答ができるかどうかくらいの，やせ細った高齢者を思い浮かべてもらえたらよいかと思います（初期研修中にもきっと多く遭遇されたのではないでしょうか）．FAST（Functional Assessment Staging of Alzheimer's Diseaseという認知症のステージ分類）でいうと最極期のFAST 7がこれにあたります．ずっと低空飛行で過ごされる方もいれば，誤嚥性肺炎などのイベントをきっかけに急速に状態が悪化する方もいるので，こうした患者の予後を推定するのは困難なことが多いです．実際，確立された予測スコアもありません．

　　　　　　　　　　🎵 **私のプラクティス** 🎵

〜予後予測がむずかしい場合は〜

　認知症で寝たきりの患者をみるときは，予後を予測するのはむずかしいことが多いので，むしろその分「**どうすれば本人が苦痛なく過ごせるか**」「**どうすれば患者本人と家族が残された時間を豊かに過ごせそうか**」という点にフォーカスして，家族と対話しながら診療を進めていくことが多いです．

文献

1) Peterson PN, et al：A validated risk score for in-hospital mortality in patients with heart failure from the American heart association get with the guidelines program. Circ Cardiovasc Qual Outcomes **3**：25-32, 2010
▷ GWTG-HFの原著論文です

2) Shiraishi Y, et al：Validation of the Get With The Guideline-Heart Failure risk score in Japanese patients and the potential improvement of its discrimination ability by the inclusion of B-type natriuretic peptide level. Am Heart J **171**：33-39, 2016
▷ GWTG-HFが日本の臨床でも妥当性があるか検討されています

3) Levy WC, et al：The Seattle Heart Failure Model：Prediction of survival in heart failure. Circulation **113**：1424-1433, 2006
▷ SHFMが最初に発表された論文です

4) Shiraishi Y, et al：Validation and Recalibration of Seattle Heart Failure Model in Japanese Acute Heart Failure Patients. J Card Fail **25**：561-567, 2019
▷ SHFMが日本の集団で検討された研究です．

5) Steer J, et al：The DECAF score：Predicting hospital mortality in exacerbations of chronic obstructive pulmonary disease. Thorax **67**：970-976, 2012
▷ DECAFスコアに関する最初の報告です

6) Echevarria C, et al：Validation of the DECAF score to predict hospital mortality in acute exacerbations of COPD. Thorax **71**：133-140, 2016
▷ DECAFスコアの外的妥当性を検討した論文です．

7) Celli BR, et al：The body-mass index, airflow obstruction, dyspnea, and exercise capacity index in chronic obstructive pulmonary disease. N Engl J Med **350**：1005-1012, 2004
▷ BODE indexの原著論文です．

8) Puhan MA, et al：Expansion of the prognostic assessment of patients with chronic obstructive pulmonary disease：the updated BODE index and the ADO index. Lancet **374**：704-711, 2009
▷ Updated BODE index と ADO indexが報告された論文です．

9) O' Connor NR, et al：Survival after dialysis discontinuation and hospice enrollment for ESRD. Clin J Am Soc Nephrol **8**：2117-2122, 2013
▷ 透析中止後の腎不全患者の予後について記述した論文です．

第 2 章

死亡直前期のコミュニケーション

1. 死亡直前期の
コミュニケーション①
―話しづらいことをどうやって話せばいい？

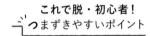

① 良好なコミュニケーションの基本の“き”を知りましょう.

② 患者や家族にとって何が“悪い知らせ”なのか考えてみましょう.

③ 患者や家族に“悪い知らせ”を伝える際に意識することをちょっと確認
してみましょう.

 ① 良好なコミュニケーションの基本の“き”を知る

　医師が患者や家族と信頼関係を築くために，良好なコミュニケーションは
欠かせません．コミュニケーションの基本的な要素として「言語」「非言語」「副
言語」があります．「言語」は，相手とやりとりされる言葉やその内容であり，
「非言語」には顔の表情や姿勢，ジェスチャー，ソーシャルディスタンスなど
が含まれます．そして「副言語」は声の大きさ，トーン，会話の間などを指し
ます．コミュニケーションというと，「言語」である話の言葉や内容に焦点を
当てがちです．最近では広く知られていますが，「言語」的な様子は相手に伝
わるメッセージの10%に過ぎず，「非言語」や「副言語」が90%を占めるともい
われています．たとえば誰かと喧嘩したときは，内容よりも相手の表情や態
度，声の大きさやトーンなどを覚えているものです．医療現場でも同様に，
非言語的な要素が患者満足度やアドバイスの順守など，臨床アウトカムに影
響するとされています．

② 患者や家族にとって何が"悪い知らせ"にあたるのか考えてみる

さて，皆さんが考える"悪い知らせ"とはなんでしょうか．ここで語る医学的な文脈での"悪い知らせ"とは「患者の将来に対する見方を劇的に，かつ否定的に変化させるあらゆる知らせ」を指します．がんの告知や病状の悪化，さらに抗がん薬などの積極的治療の中止といった，患者や家族にとって好ましくない話題は将来の捉え方を大きく変え得ます．"悪い知らせ"を伝える際の医師の態度によっては，患者のストレスや不安に影響することが示唆されていますので，患者や家族のストレスや不安に留意した適切な場所やタイミング，伝え方を知っておきたいところです．

 ## ③ 患者や家族に"悪い知らせ"を伝える際に意識すること

数十年前は患者に"悪い知らせ"を伝えることは侵襲的であり，伝えないことが優しさであると考えられてきました．家族にのみ病状説明を行い，患者に事実を隠し続けていたため，患者が医療者に不信感を抱くことさえありました．現在は本人の希望があれば，自律意思尊重の観点から"悪い知らせ"も伝える流れになってきました．"悪い知らせ"の伝え方の研究も進みましたが，患者や家族にショックを与えることに変わりはありません．経験を積んでも初心を忘れず，相手の気持ちに配慮した説明や話し方に，注意を払っていくことが大切です．

そういえば，患者に"悪い知らせ"を伝える際に，傷つけてしまうのではないかと躊躇してしまうことはありませんか？ 相手にとって不快な情報を伝える際に否定的な反応を恐れて，伝えることに躊躇してしまう心理的反応をMUM効果といいます．相手が嫌がるような話をするときは，誰もが気が引けてしまいますよね．どのような伝え方がよいかを学ぶと，伝える側の気持ちも少し楽になるかもしれません．ぜひ一緒に学んでいきましょう．

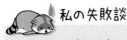

私の失敗談

コミュニケーションへの苦手意識と緊張は誰にでもある！

　医師は生涯学び続けなければならないと言われますが，学習機会がそもそも少ないにもかかわらず，臨床現場で必要とされるのが患者や家族への病状説明やコミュニケーションの取り方です．読者の中には，患者や家族へ病状説明を行うことに，苦手意識をもっている人もいるかもしれません．何を隠そう，筆者自身も苦手意識をもっていました．研修医時代は経験不足から説明に不慣れなこともありましたが，とくに"悪い知らせ"を伝える場合には，表情や態度にあからさまな緊張感が出ていたことでしょう．

　今でも思い出すのは失敗した経験ばかりです．ある寝たきりの患者に行った説明で，病室に入るなり，すぐに話し始めてしまいました．初めての経験だったのもあり，緊張していたのだと思います．ひととおり説明を終えて病室を見渡すと(何をどう話したのかはほとんど覚えていない)，明らかに動揺した患者と家族に気がつきました．患者にとっては予期せぬ，今後の将来を変える"悪い知らせ"でしたが，筆者は病状を伝えることで精いっぱい．もう少し患者や家族の心情を考えた説明ができればと反省でした．失敗することは誰にでもありますが，その後に関わる別の患者や家族に同じ失敗を繰り返さないようにしていきたいと思っています．

［コミュニケーションスキルを学んで，自分の型を作ろう］

▶ まずは面談の基本的な流れを知ろう

　"悪い知らせ"を伝える前に，基本的なコミュニケーションスキルについて少し考えてみましょう．基本的なコミュニケーションスキルには環境設定，質問するスキル，応答するスキル，共感するスキルがあります(表1)．これらはどのような診療場面でも用いることができる"礎"となるコミュニケーションスキルです．

　コミュニケーションとは相互的なやり取りですが，医師が患者と話し合いを行う際に一方向的な説明に終始していないでしょうか．患者が気がかりを医師に相談するかどうかは，医師がどのようなコミュニケーションをとるかによるとされています．相互的なやり取りを行うために，患者に自由に質問

表1	基本的なコミュニケーション・スキル

環境設定：
　身だしなみを整える，静かで快適な部屋を設定する，時間を守る，座る位置に配慮する，目や顔を見る，目線は同じ高さを保つ，挨拶をする，名前を確認する，礼儀正しく接する

質問するスキル：
　患者に話すように促す，病気だけではなく患者自身への関心を示す，わかりやすい言葉を用いる

応答するスキル：
　患者が言いたいことを探索し理解する，相づちを打つ，患者の言うことを自分の言葉で反復する

共感するスキル：
　患者の気持ちを探索し理解する，沈黙を積極的に使う，患者の気持ちを繰り返す

[Buckman R，恒藤暁(訳)：真実を伝える，診断と治療社，2000，
Billings JA, et al，日野原重明ほか(訳)：臨床面接技法，医学書院，2001，
緩和医療学会(編)：専門家をめざす人のための緩和医療学，改訂第2版，南江堂，2019をもとに作成]

してもらうオープン・クエスチョンや，患者が話しやすい雰囲気を作るアクティブ・リスニングを行うとよいでしょう．また患者に直接聞くだけではなく，話したそうな様子を察知し，気がかりなことに気がつくことも求められます(表2)．

> **Dr 森田より**
> 「話した時間が，医師が4割，患者・家族が6割くらいだとよい」と経験的に言っていました．往々にして，「医師9割，患者・家族1割」の場面もよく見ますが…．

❶ オープン・クエスチョン

　話し手の感情や考えを自由に回答してもらうために行う質問の仕方を指します．臨床現場ではよく使われる質問方法であり，「はい」や「いいえ」で答えられる質問(クローズド・クエスチョン)ではなく「いまは何に困っていますか」「生活を送っていて，どのようなことにつらさを感じますか」「なぜそう思ったのか，もう少し詳しく教えてもらえますか」といった，患者が思っていることを話しやすくする意図が込められています．

表2　コア・コミュニケーションスキル

推奨されるスキル	例
1. 悩みを聞き出し、手がかりに気づく	
悩みを聞き出す	
オープン・クエスチョン	医師「今日、何か話したいことはありますか?」
アクティブ・リスニング	医師「(話を遮ってしまったら)どうぞ話を続けてください.」すこし間を置いて、患者が話すように促す. 患者の話を途中で遮らないようにする.
手がかりに気づく	
情報を求めている手がかり	患者「他に選択肢ってありますか.」
感情的なサポートを求めている手がかり	患者「(話を聞いて)それが一番心配です.」
2. 情報提供に関する対応 Ask-Tell-Ask	例:病気の説明を行う場合
Ask	医師「今までの先生から、病気についてどのように聞いてきましたか.」「今、これだけは話しておきたいことにとって、何かありますか?」
Tell	説明は理解しやすいように、短く平易な言葉で伝える. 一度に3つ以上の内容を提供しないように心がける.
Ask	医師「今までの説明を聞いて、わかりにくいところはなかったですか?」「他に何か、聞きたいことはありますか?」
3. 共感を示す"NURSE"	例:説明を不安げに聞いている患者に対して
Name:感情に名前を付ける	医師「結果を聞いて、不安だな、と感じたのではないですか.」
Understand:感情に理解を示す	医師「不安に思うのは、当たり前だと思います. どんな感じなのか想像がつきません.」
Respect:感情を尊重する	医師「ここまでやってこられたのは、素晴らしいと思います.」
Support:患者をサポートする	医師「治療の継続にかかわらず、出来る限りサポートします. 何か困ったことがあれば言ってください.」
Explore:感情を探る	医師「何に不安に思っているか、具体的に教えてもらってもいいですか.」

[Back AL, et al : Cancer **113** : 1897-1910, 2008 より引用]

❷ アクティブ・リスニング

　患者の話を聴き流すのではなく，感情や考えを主体的に捉え，重要な点を明確にしていく聞き方を指します．オープン・クエスチョンに加えて，これから記載するAsk-Tell-Askアプローチ，NURSEアプローチなどを利用しながら，患者の感情や考えを明らかにする方法とされています．

❸ Ask-Tell-Askアプローチ

　情報提供に関する対応として，臨床で応用しやすいAsk-Tell-Askアプローチというものがあります．これは情報を伝えるだけではなく，患者の理解度と影響を確認することができます．さらに感情的になりやすい話し合いを円滑に進めることができます．

1. Ask

　まず患者に尋ねることから始めましょう．それまでに受けてきた病気の説明を尋ねながら，どの程度理解しているか，誤解がないかを確認します．さらに抱いている感情，不安や懸念を聞くことで，説明内容を修正することができます．たとえば「今までの先生から，病気についてどのように聞いてきましたか？」「今日，これだけは話しておきたいことって，何かありますか？」などの質問から始めましょう．

2. Tell

　次に患者に説明を行います．患者に誤解があれば，正しい内容を伝えます．その際，むずかしい専門用語は避けて，短く簡単な言葉で伝えましょう．情報を伝えすぎるのも混乱を招く恐れがあるため，3つ以上の新しい情報は伝えないように心がけましょう．

3. Ask

　最後にいままで話したことを理解できたか確認しましょう．患者に質問がないか確認することで，不安を軽減することにつながります．たとえば「今までの説明を聞いて，わかりにくいところはなかったですか？」「他に何か，聞きたいことはありますか？」といった声かけをしてみましょう．

❹ NURSEアプローチ

　次に共感を示す方法について考えましょう．共感とは患者の言うことをまず判断せずに受け止め，患者が抱く感情を認める態度が求められます．しかし，だからといって患者をすぐ安心させる言葉がけや安易な同意を示してはいけません．共感を示すNURSEアプローチについて学んでみましょう．

1. Name

　患者がどう感じているかを明らかにするために，患者が抱く気持ちに名前をつけます．その際は，相手の気持ちは示唆的に指摘することが好ましいと考えられます．患者が不安な表情を浮かべていると感じたら「結果を聞いて，不安だな，と感じたのではないですか？」と尋ねてみましょう．仮に患者から訂正があった際には「なるほど，そう思われたのですね」と相手の気持ちに同意を示しましょう．

2. Understand

　また患者が抱く気持ちに理解を示すことは，関係構築において重要です．ここでは安易な安心感を与える声かけをしてしまうと，関係性が菲薄化してしまいかねません．積極的な傾聴や沈黙を用いて，患者の気持ちに理解を示すとよいでしょう．説明を受けた患者に対して「不安に思うのは，当たり前だと思います」「どんな感じなのか想像がつきません」と気持ちに配慮した声をかけてみましょう．

3. Respect

　患者の抱く気持ちを尊重するような声掛けは，共感を示すうえで重要になります．患者の対処してきたことがらに敬意を表すことは，効果的な方法とされています．「ここまでやってこられたのは，素晴らしいことだと思います」と患者を尊重する気持ちを伝えてみましょう．

4. Support

　患者が置かれている現状に理解を示し，医師が抱いている懸念を伝え，できる限り支援することを伝えましょう．患者は医師から見捨てられるのではないかと不安を感じている場合があり，偽りがないのであれば，支援を表明することが望ましいとされます．「治療の継続にかかわらず，できる限り支援します」「何か困ったことがあれば言ってください」など，患者を見捨てないことを伝えてあげましょう．

5. Explore

さらに患者の気持ちに焦点を絞った質問や，患者の話した内容に興味を示すことは，相手に共感的なつながりを示すことができます．不安を抱いていることがわかった後に，「何に不安に思ったのか，具体的に教えてもらってもいいですか」とさらに深掘りすることで支援のきっかけを見つけることができるかもしれません．

▶ "悪い知らせ"を伝えるコミュニケーションスキルを知ろう

次に"悪い知らせ"を伝えるコミュニケーションスキルです．先ほど少しだけ記載しましたが，1970年ごろのがん治療が今ほど進歩していなかった時代において，がんの診断や治療に関する"悪い知らせ"を伝えることは非人道的な行為と認識されていました．しかし，1978年におけるWHOの「アルマ・アタ宣言」や1981年における世界医師会の「患者の権利に関するリスボン宣言」の採択など，患者の知る権利が尊重されるようになりました．さらに，時代に応える形で"悪い知らせ"を伝えるコミュニケーションスキルが開発されました．海外で作られたSPIKESプロトコールと日本の文化に合わせて作られたSHAREプロトコールです（**図1，表3，4**）．ここでは実際にどのようにSHAREプロトコールを現場で使用しているか紹介したいと思います．SPIKESおよびSHAREプロトコールの詳細は別巻（コミュニケーション）を参照してください．

> **Dr 森田より**
> 「自分の型」というのが大事だと思います．私はSPIKES世代なのでおおむねSPIKESでやっていますが，P（perception）で「今どんな病状だと思っていますか？」と患者さんにきくのは自分の感覚では変に感じるので，「これからこの前の検査結果をお話していきますけど，今日これは聞いておきたいとか，この辺を心配しているということはありますか（そこを中心にお話ししますので）？」と言い換えていました．これによって，相手の関心がどこにあるかを知ることができて，より自然な流れかなと思うからです．

ここではSHAREプロトコールについて少し解説します．そもそもコミュニケーションスタイルは国や地域による文化的差異があるとされ，「ローコン

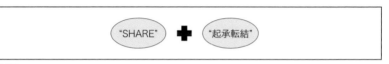

図1　SHAREプロトコール

表3　SPIKES
S-**SETTING UP** the Interview： 面談を設定する
P-assessing the patient's **PERCEPTION**： 患者の病状認識を評価する
I-obtaining the patient's **INVITATION**： 意思決定に関する患者の希望を確認する
K-giving **KNOWLEDGE** and information to the patient： 患者に情報提供を行う
E-addressing the patient's **EMOTIONS** with empathic responses： 患者が抱く感情に共感的に対応する
S-**STRATEGY & SUMMARY**： 今後の方針とまとめ

[Baile WF, et al：Oncologist **5**：302-311, 2000 より]

テクスト文化」と「ハイコンテクスト文化」と分ける考え方があります．「ローコンテクスト文化」は言語を通したコミュニケーションが重視され，あいまいさが少ない特徴があります．北米や西欧などが代表圏になります．個々の判断を尊重する価値観をもち，言葉で表された内容を文字どおりに理解する傾向があるとされます．その一方で「ハイコンテクスト文化」は同じ価値観や感覚に依存するコミュニケーションであり，あいまいさが好まれる特徴があります．日本はハイコンテクスト文化に属します．"悪い知らせ"を伝える際も，日本の文化的背景を考慮したコミュニケーションが重要であると考えられ，SHAREプロトコールが作られました．

表4　患者が望むコミュニケーションの4要素と悪い知らせを伝えるコミュニケーション技術

a：患者が望むコミュニケーションの4要素：SHARE

Supportive environment（支持的な環境）
・十分な時間を設定する。
・プライバシーが保たれた、落ち着いた環境を設定する。
・面談が中断しないように配慮する。
・家族の同席を勧める。

How to deliver the bad news（悪い知らせの伝え方）
・正直に、わかりやすく、丁寧に伝える。
・患者の納得が得られるように説明をする。
・はっきりと伝えるが「がん」という言葉を繰り返し用いない。
・言葉は注意深く選択し、適切に婉曲的な表現を用いる。
・質問を促し、その質問に誠実に答える。

Additional information（付加的な情報）
・今後の治療方針を話し合う。
・患者個人の日常生活への病気の影響について話し合う。
・患者が相談や気がかりを話すよう促す。
・患者の希望があれば、代替療法やセカンドオピニオン、余命などの話題を取り上げる。

Reassurance and Emotional support（安心感と情緒的サポート）
・優しさと思いやりを示す。
・患者に感情表出を促し、患者が感情を表出したら受け止める。
（例：沈黙「どのようなお気持ちですか？」、うなずく。）
・家族に対しても患者同様配慮する。
・患者の希望を維持する。
・「一緒に取り組みましょうね。」と言葉をかける。

b：悪い知らせを伝えるコミュニケーション技術：SHARE

起
面談までに準備する
・事前に重要な面談であることを伝えておく。
・家族の同席を促す。
・プライバシーが保たれた部屋、十分な時間を確保する。面談の中断を避ける。
・身だしなみや時間遵守など基本的態度に留意する。

面談を開始する
・面談の始めからいきなり悪い知らせを伝えない。
・経過を振り返り病気の認識を確認する。
・現実とのギャップの埋め方の戦略を立てる。
・気持ちを和らげる言葉をかける。
・聴くスキルを使用して患者の気がかりを聞く。
・家族にも同様に配慮する。

承
悪い知らせを伝える
・心の準備のための言葉をかける。
・写真や検査データを用いる、紙に書く。
・わかりやすく明確に伝える。
・患者の理解度を確認し、速すぎないか尋ねる。
・感情を受け止め、気持ちをいたわる。
・質問や相談があるかどうか尋ねる。

転
治療を含め今後のことについて話し合う
・標準治療、とり得る選択肢について説明する。
・推奨する治療法を伝える。
・がんの治る見込みを伝える。
・セカンドオピニオンについて説明する。
・患者が希望を持てる情報も伝える。
・患者の日常生活や仕事について話し合う。

結
面談をまとめる
・要点をまとめる。
・説明に用いた紙を渡す。
・患者の気持ちを支える言葉をかける。
・責任を持って今後の診療に当たること、見捨てないことを伝える。

［内富庸介：患者に悪いニュースを伝える方法―精神腫瘍学的アプローチ．日耳鼻喉科学会報 117：138-141, 2014 より引用］

> **Dr 森田より**
> 　ハイコンテクスト文化の典型的な例えは，「それを言っちゃあおしめえよ（みなまで言うな）」―決定的なことはあえて言葉にしないのが礼儀正しい丁寧な方法である，とか，寒いと言われる前に「ひざ掛けお持ちしましょうか」と言わないと気が利かねえなと思われる（雰囲気で察してこちらから必要なことをきく），とか，ほんとはリンゴ嫌いなんだけどせっかく出してくれたからおいしそうに食べた―「まあ気配りのできるいい子ねえ」とかです．いずれもなかなか高度な技術だと思います．今後日本人も「はっきり言え」，「はっきり言わないとわからない」になっていくのかもしれませんが….

　患者が望むコミュニケーションの4要素を含んだ"SHARE"を，"起承転結"に沿って並び替えたコミュニケーション実施手順がSHAREプロトコールになります（**図1，表4**）．

　起承転結は「起（面談までに準備する，面談を開始する）→承（悪い知らせを伝える）→転（治療を含め今後のことについて話し合う）→結（面談をまとめる）」を意味しています．

　では実際にどのように説明をしているか，筆者が行っている患者とのやりとりを例に挙げていきたいと思います．

··

症例

　70歳，男性，咳嗽を主訴に総合病院を受診して肺がん（脳転移，骨転移）の診断となる．化学療法を受けてきたが，副作用により治療は中止となっている．予測される予後は6ヵ月程度と考えられる．妻とともにホスピス外来に初めて受診し，今後のことを話し合う予定となっている．前医からの紹介状に，病状をあまり理解していない様子であると記載されている．

『起』：面談までに準備する，面談を開始する

・面談の場を設ける

　まず面談に先立ち，いくつか準備を行います．たとえば患者が面談に集中できるような部屋や椅子を用意し，落ち着いて話し合える環境を整えましょう．患者の対面に座るより，斜め前に座ると圧迫感が少なく話せます．テーブルと椅子の位置に気を配りましょう．また患者は感情的になる場合があるので，事前に大まかな内容を伝え，家族の同席を促すとよいかもしれません．筆者が気にかけているのは，面談時に集中が途切れぬように，携帯電話はマナーモードに変更することです．ス

タッフに着信時の対応を依頼するとさらによいでしょう.

> **Dr 森田より**
> 私が意識しているのは,「話すスピードを患者に合わせる」(ペーシング), と,「予定していた内容までいかないときは途中で終わりにする」(相手のペースに合わせる), です. とくに, 少し話し方が遅めの人にはゆっくりと話すようにすることで, 波長が合っていきます.

・面談を始める

医師 今日はお越しいただき, ありがとうございます. 医師の○○といいます. どうぞよろしくお願いします.

患者と妻 よろしくお願いします.

医師 昨日と打って変わって, 天気が良くなりましたね. 少し暑いくらいですね.

患者と妻 そうですね. すっかり天気が良くなって, 面談が昨日じゃなくて良かったです. 昨日だったらずぶ濡れになっていたかもしれません.

医師 確かに天気が悪いと外出するのも嫌になりますよね. さて…この面談では, 病気のことや希望などを伺いながら, 私たちがどのような手伝いができるかを一緒に話し合っていきたいと思います. よろしいでしょうか.

患者 はい.

医師 まず初めにですが治療していた先生から現在の病状や今後の経過, たとえばどのように病気が進んでいくのか, それに治療方針についてはどのように聞いてらっしゃいますか?

患者 前の先生からは, あまり詳しい話は聞かされませんでした. 先生はお忙しいみたいで, 話を聞く時間があまりなくて…話し合いは何回かあったかな. もしかしたら, 病気について詳しく説明してくださったのかもしれませんが, 私たち素人なので, 専門用語を言われてもよくわからなかったです.

医師 そうですか. 詳しい内容は聞いていない, もしくは覚えていないということですね. ありがとうございます. これから病気について私がわかっている範囲でお話ししようと思いますが, その前に確認したいことがあります. 病気についてどの程度知りたいかということです. 人によって知りたい幅があると言われています. ○○さんは詳しく知りたいか, 大まかに知りたいか, あるいは話は知りたくないので家族だけに伝えておいてほしいか. いくつか選択肢があるとしたら, どの程度知りたいと考えていますか.

患者 もちろん知ることの怖さもありますが, 自分のことですから, できる限り詳しく知りたいです. 先々がわかれば, やりたいこともありますし. 包み隠さず言っ

てください.

> **ワンポイント** いきなり本題に入るのではなく,雑談を最初に挟むことで緊張を和らげるようにしています. まずは一息ついてから.

『承』:悪い知らせを伝える

医師　わかりました. あまり嬉しくない話もあるかもしれませんが,わかりやすく説明しますね. そもそも○○さんは202×年にがんが見つかり…(中略)…いま腫瘍は大きいだけではなく,骨や脳にも転移があります. 治療の副作用により,これ以上化学療法は行えないと手紙(診療情報提供書)に書いてありました….

患者　そうですか…治療はやっぱりできないんですね. 確かに,もう治療が行えないというのはとても残念ですが,先生がしっかりと言ってくださって,心がすっきりしました. ありがとうございます.

医師　(手紙を見ながら)今までの治療,これだけ頑張ってこられたのは凄いことだと思います. 大変でしたよね.

患者　結構ここまで大変でした…(涙を流しながら)妻がいてくれたから,どうにかやってこられました.

医師　いい奥様ですね…つらく思われるのは当たり前だと思います. 僕らも何かお役に立てればと思っています.(少し間を置き)さて…ここまでの話でわかりづらかったことや,追加で聞きたいことはありますか.

患者　はい,今のところは大丈夫です. 説明はとてもわかりやすかったです. 少し落ち着きました. ありがとうございます.

> **ワンポイント** 日本人は「がん」と何度も言われるのを嫌がるため,「腫瘍」や「できもの」など言い換えるようにしています. 文章には記載できませんが,患者が感情的になった際には,会話に間を置きながら,ゆっくり話すようにしています. 落ち着くまで待つのも大切な点です.

『転』:治療を含め今後のことについて話し合う

医師　それでは,少し話が変わりますが,これからの病気の経過についてお話ししようと思います. よろしいでしょうか.

患者　はい,お願いします.

医師　一般的にがんの場合は,最後の1~2月で急激に身体の状態が変わってくると言われています. 食事量が少なくなり,横になる時間が長くなると言われています.

眠気が強くなる場合には，眠りながら苦しくない最期を迎えられる場合があります．一方で痛みや息苦しさ，せん妄といった混乱など苦しい症状が出てくることがあります．その場合はできる限り苦しくなく過ごせるようにお手伝いしますね．また耐えられないような苦痛が出てくるようならば，眠る薬を使って眠気を強くして，苦しいときは眠ってやり過ごす鎮静という治療があります．こちらも少しでも苦しくないようにお手伝いしますね．

患者 なるほど，よくわかりました．最期は苦しくなく過ごせるのが一番いいです．眠ってやり過ごせるのは，自分が望んでいることです．ぜひよろしくお願いします．

医師 今までのところで，気になることや聞きたいことはありますか？

患者 大丈夫です．

医師 医学的なことは以上になりますが，これからの話をもう少ししていこうと思います．○○さんは，これからどこでどのように過ごしたいとか，イメージって湧いていますか？

患者 そうですね．あまりイメージはできてないです．漠然とですが，家でできる限り過ごして，家で過ごせなくなったら緩和ケア病棟にお世話になりたいなと考えています．

医師 いい考えですね．できる限り家で過ごしたい…ちなみに理由とかって，何かありますか？

患者 別にこれってことはないけれど…ただ，ずっと住んできた家だからね．

妻 家に可愛がっているわんこが居るんです．可愛いんですよ．

医師 へぇ～，わんこを飼っているのですね．なんていう犬種ですか？ 大きいですか？

患者 ○○という名前で，小型犬です．今は6歳になるかな．散歩に行くのを日課にしていてね．昔はペットを飼うなんて，と思っていましたが…あの可愛さにやられました．

医師 そうなんですね，自分も犬を飼っていたので，その気持ちはよくわかります．（ふむふむ．希望としては飼い犬と家で過ごしたいんだね．犬派ということもわかったぞ）

> **ワンポイント** 今後の経過や方針を伝える際には，紙に絵や文章を書きながら，理解を深めてもらうようにしています．また医学的な希望だけではなく，その人の価値観や人となりがわかるような質問をすることで，緊張感を緩和しつつ信頼感を醸成できるように心がけています．

『結』：面談をまとめる

医師 今までの話をまとめますね．がんに対する積極的な治療はむずかしいですが，できる限り苦しくないように症状緩和に努めますし，耐えられないような苦痛がみられたら眠ってやり過ごす治療もできます．できる限り，自宅で○○（わんこの名前）と一緒に過ごせるようにお手伝いしますし，どのような形であっても私たちがお役に立てるように関わっていきますね．今後もよろしくお願いします．

患者と妻 今日はじっくりと話を聞くことができてよかったです．こちらこそ，よろしくお願いします．

医師 今日話した内容は紙にまとめてお渡ししますし，また何か聞きたいことがあれば仰ってくださいね．

> **ワンポイント** 面談はゆっくり，丁寧に話し合いを行うと，どうしても長くなりがちです．最後に面談内容をまとめ，紙に記載した説明を渡すことで，さらに理解しやすいようにしています．

▶ 余命を伝えること

　患者から余命について話を振られたら，どう答えればよいでしょうか．個人差がある問題ですが，いくつかヒントとなる論文があります．たとえば2013年の海外の研究では，患者から余命を聞かれた際には，余命を明示することに加えて，患者に最善を尽くし，見捨てないことを伝えるとよいと報告しています．さらに2019年のCancer誌に発表された森らの日本人の女性乳がん患者を対象とした研究では，余命を明示的に話し合っても不安は増強せず，満足度が向上する可能性が報告されました．患者の希望を尊重しつつ，余命を伝えることは必ずしも悪いというわけではなさそうです．自分の残された時間をどのように過ごしたいか考えるために，患者が余命を知りたいと思うのは当たり前なことです．

　では余命はどのように伝えたらよいでしょうか．予測される余命を単に伝えるだけでは，患者を不必要に傷つけてしまう可能性があります．これらに関する研究もみていきましょう．2019年にOncologist誌に森らが発表した研究があります．がん患者が好む余命の伝え方を報告しました．それによると余命を伝える際は，予測される余命の中央値（平均的な患者では約○年であ

る), 標準範囲(△～□年と幅がある), 最良／最悪な場合(1割の患者では最良な場合で◎年, 同じく1割では最悪の場合で×年である)を伝え, それに「最善を望み, 最悪に備える」内容(例：良い結果が得られるように最善を尽くしますが, 想定外の事態にも備えるのがよいと思います)を加えることが最も好まれると報告しています.

　以上を踏まえると, 余命を伝える際には「中央値, 標準範囲, 最良／最悪な場合」に「最善を望み, 最悪に備える」を加え, さらに治療がうまくいかなかったとしても「患者に最善を尽くし, 見捨てないこと」を伝えることが, ショックをできる限り抑える可能性があるのではないかと考えます.

　先ほどの患者に余命を伝える場合を考えてみましょう.

・・・

症例

会話の途中で余命について聞かれた場合

患者　先生, 実際のところ, 余命というか…残された時間ってどれくらいなんでしょうか.

医師　そうですね. まず余命を正確に言い当てるのはむずかしいとされています. ただその中で, ある程度のお伝えできることがあるとしたら, 今の状況から考えると平均で6ヵ月くらいと思います. ただそれは1～2ヵ月の幅があります. それに最良の場合は9ヵ月を超える場合もありますし, 最悪の場合は3ヵ月くらいの場合もあります. とても幅があってあいまいですが, そんな感覚で考えています. 私たちも残された時間が少しでも穏やかに, 希望どおりに過ごせるように最善を尽くしますし, 何かしたいことがあれば, 早めに予定を立てていただくのがいいと思います.

患者　ありがとうございます. やらなければならないことがあるので, 思っているよりも短いという可能性があることを聞けてよかったです.

> **ワンポイント**　余命を告知することは思っている以上に侵襲的になり得ますので, 本人の病状説明に対する希望(どの程度詳しく聞きたいか)に十分に配慮し説明しましょう.

・・・

Dr 森田より

　予後を伝えるときは,「どうしてこの質問を今しているのかな」という意識も大事で,「先々の期間のことですね?　どうしてそれが今気になっているんですか?　たとえば具体的な何かがあるとか…」ときくと,予後の長さそのものでなくて,「○○をしないといけないんだけど,いつしたらいいんだろう」という疑問が「予後を聞く」という形になって表現されていたことがわかります.それなら,○○するためには今どうしたらいいかという相談をすることができます.本当に具体的な予後を数字で聞きたい人というのは私の経験ではかなり少ないように思いますが,その場合は,本文にあるように幅(希望)のある伝え方がよいでしょう.

 私の失敗談

「何でも教えてほしい」は本当?

　ホスピス病棟に入院中の患者から,余命を教えて欲しいと質問されたときのことです.その方は「何でも教えてほしい」という患者でした.相手の希望どおりに伝えるようにしていたのですが,余命が日単位になったときに余命を教えてほしいと質問されたため,ついついあいまいな返答をしてしまいました.すると後になって「あの先生,しっかりと答えてくれないの.嫌な感じね」と本人が言っていた,と家族から聴かされました.家族がフォローしてくださったそうですが,失敗したなと思いました.

　思い返してみると,以前診ていた「何でも教えてほしい」と言っていた患者に余命が短いことを伝えたところ,大きなショックを与えてしまった経験があったのを思い出しました.同じ失敗をしないように,あいまいな答えしか言えなかったのかもしれません.「何でも教えてほしい」という患者でも,本当は何でも教えてほしいわけではない,ということもあります.反省としては,周りの家族や友人から,本当に伝えても問題がないか聞いておけばよかったと思っています.コミュニケーションは本当にむずかしいですね.

文献

1) Back AL, et al：Communication about cancer near the end of life. Cancer **113**：1897-1910, 2008
▷ 死が差し迫っているがん患者で必要なコミュニケーションスキルを記載しています．

2) Baile WF, et al：SPIKES-A six-step protocol for delivering bad news：application to the patient with cancer. Oncologist **5**：302-311, 2000
▷ SPIKESについて紹介しています．

3) van Vliet LM, et al：Explicit prognostic information and reassurance about nonabandonment when entering palliative breast cancer care：findings from a scripted video-vignette study. J Clin Oncol **31**：3242-3249, 2013
▷ 余命を伝える際に「最善を尽くし，見捨てない」ことを伝えるとよいと報告しています．

4) Mori M, et al：Explicit prognostic disclosure to Asian women with breast cancer：A randomized, scripted video-vignette study（J-SUPPORT1601）. Cancer **125**：3320-3329, 2019
▷ 日本人女性乳がん患者を対象とし，余命を明示的に伝えることが不安を軽減し，満足感を向上させる可能性を示唆しています．

5) Mori M, et al：Adding a Wider Range and "Hope for the Best, and Prepare for the Worst" Statement：Preferences of Patients with Cancer for Prognostic Communication. Oncologist **24**：e943-e952, 2019
▷ 余命を伝える際の幅をもたせた伝え方と，「最善を尽くし，最悪に備える」の内容を伝えることが好まれることを報告しています．

6) Fujimori M, et al：Effect of communication skills training program for oncologists based on patient preferences for communication when receiving bad news：a randomized controlled trial. J Clin Oncol **32**：2166-2172, 2014
▷ SHAREについて紹介しています．

7) 内富庸介：患者に悪いニュースを伝える方法―精神腫瘍学的アプローチ．日耳鼻咽喉科会報 **117**：138-141, 2014
▷ SHAREプロトコールの解説が記載されています．

Column

「本人には予後を知らせないでください」

　患者の家族から「あとどれくらいの余命があるかは本人に言わないでください」と言われることがあります．確かに予後を伝えられるという行為は，がんの告知と同じように本人にとっては"悪い知らせ（Bad News）"になり得るため，慎重になる家族がいるわけです．ただし，もし本人が予後を知りたいと思っていた場合は本人の自律意思を否定することになるので，医療者としては倫理的な葛藤があります．

　もし家族からそのような相談があった場合は，「ちなみに，それはどういったご家族のお気持ちからですか？」といったように，**「予後を伝えたくない」と話す家族の方の背景を探索すること**を試みましょう．基本的には「本人を傷つけたくない」という考えからのことが多いですが，その思いに至るコンテキストは十人十色です．「本人がショックを受ける様子を見て，家族である自分たちがフォローしきれない」「そんな短い予後では，楽しみにしている娘の結婚式の出席がかなわない」など，「予後を伝えたくない」という思いの背景をもう一歩踏み込んで理解することで，その後のケアの方向性が見えやすくなりますよ．

2. 死亡直前期の コミュニケーション②
―話し合いを重ねて患者と家族の願いを叶えよう

これで脱・初心者！
つまずきやすいポイント

① 患者や家族と話し合いを行う際に，一度で方針を決めなければと思いがちではないですか．必要に応じて，繰り返し話し合っていきましょう．

② 死亡直前期の話し合いといっても，最期に関する内容だけ話し合えばよいわけではありません．どういった事柄について話し合えばよいか，少し考えてみましょう．

③ 患者とだけ話し合えばよいとは限りません．患者の家族や友人，大切な人の同席の希望がないか，忘れずに確認しましょう．

① 一度で方針を決めなければならないわけではない

　患者との話し合いを語るうえで伝えておきたいことは，一度で方針を決めなくてもよいということです．人生の最期に関わるようなことがらになると，すぐに解決できない悩みや不安を抱くのは当たり前です．さらに元気なうちは（と本人が思っている），「縁起でもない」と先々のことは話したがらない患者もいます．話し合いの中で結論を急ぎ過ぎてしまうと，患者に「この先生は結論ばかり急がせて，私の気持ちをわかってくれない」と思われてしまうかもしれません．心の準備ができていないと，結論をうまく導き出せないことがあります．まだ心の準備ができていないと感じたら，そこは無理強いするの

ではなく，様子をみるというのも選択肢です．もちろん，話し合う中で心の準備ができてくることもあります．焦らず，繰り返し，話し合いましょう．患者本人に心の準備ができているか判断することも，緩和ケアにとって欠かすことのできないコミュニケーションスキルと考えます．

Dr森田より
　診療場面でのやりとりは「自分が苦手なことを決める側に立った場合」を想像するとよいと思います．メカの苦手な人が，車検のときによくわからない部品の名前を言われて「替えますか？　やめときますか？」とか言われても困りますよね．家を買うために銀行からお金を借りるときも，「変動にしますか？　固定にしますか？」と聞かれても，普通は，「ちょっと考える時間をください」だと思います．患者・家族のペースにあわせる，というのはそういうことです．

 ## 2 話し合いの内容は最期に関することだけではない

　詳しくは後述しようと思いますが，最期に関することだけを話せばよいわけではありません．患者の意向や病気の捉え方だけではなく，生まれ育った場所，趣味，好みの食べ物，大切にしているものといった，患者の人となりに関わることがらを確認しましょう．患者からすると病気のことばかり話す医療者より，ひとりの人として関わってほしいという話はよく聞きます．人として興味をもって，先々の悩みや不安を聞き出し，希望を支える話し合いが行えるとよいですね．

 ## 3 患者が一緒に話を聞いてほしい人を確認しよう

　先々のことがらを話すときに患者に同席してほしい人を確認し，希望があれば一緒に話を聞いてもらいましょう．というのも日本では，患者は家族にも説明を聞いてもらい，医療者から大切に扱ってもらいたいと思っているとされます．また，意思の代理決定者(日本では慣例的に家族が担うことが多いですが)に話し合いに参加してもらうことで，患者の価値観や大切にしていること，意向を共有し，万が一の時に備えることができます．家族と一緒に話

合っておくことで，患者が亡くなった後も遺族の満足度は向上し，抑うつも少なくなることが知られています．そんなところも気にするとよいでしょう．

［死亡直前期の話し合いに関する知識を整理しよう！］

▶ エンド・オブ・ライフディスカッション（EOLd：end of life discussion）とは

EOLdとは，過去から現在までの経緯（これまでの病気の経過，受けてきた治療・ケア）や患者の考え（病気の認識や捉え方，価値観・大切にしてきたこと）を踏まえた，将来に関すること（今後の病気の見通し，死が差し迫った際の療養場所や受けたい治療・ケア，これから大切にしたいこと）の話し合いを意味します．内容は医療的・非医療的内容が含まれ，患者だけではなく，家族や大切な人とも話し合うことが求められます．

▶ アドバンスディレクティブ（AD：advance directives）とは

ADについて説明しようと思います．まず簡単な歴史的な経過から話しましょう．1960〜1980年の米国で，人工呼吸器といった生命維持装置が発展しました．医療の発展は新たな倫理的な問題をもたらしました．それは治療継続・中止の意思を確認しようと思っても，意識障害のある患者では本人の意思を確認できないという，患者の意思決定に関わる問題でした．そして，事前に患者自身の意思を示すことができるADの重要性が指摘され，米国で法制化が進みました．ADには内容指示型と代理人指示型の2種類があります．内容指示型はリビングウィルともいわれ，患者が治療について決めることができなくなった場合を想定して，事前に治療方針を定めた書類を作成します．記載する内容は心肺蘇生（胸骨圧迫，昇圧薬使用，挿管など），人工呼吸器の使用，透析，輸血，中心静脈栄養，経管栄養，緩和ケアなど治療方針の希望だけではなく，終末期の療養場所や誰と一緒に居たいかなど多岐にわたりま

す．さらに臓器提供の希望を書面に残す場合もあります．代理人指示型は，医療委任状にて患者の代理人を定めます．患者が意識障害などで治療について決めることができなくなった場合に，医療に関するすべての決定権を代理人に与えるものになります．欧米では法的拘束力をもつ制度として運用されている地域があります．現状の日本では，ADは法制化されておらず，法的拘束力がありません．一般的に日本ではキーパーソンとして家族の誰かが代表者を務め，治療方針の代理決定者を担う形を取っています．

▶ アドバンスケアプランニング（ACP：advance care planning）とは

次にACPについて解説しようと思います．先ほどの続きですが，米国では1990年に患者の自己決定権法（PSDA：patient self determination act）というADを義務化する法案が制定されました．この法律はメディケアやメディケイド（米国の公的医療保障制度）から報酬を受けるすべての医療施設に「事前指示の有無を患者に尋ね，事前指示に関する情報を提供し，事前指示を診療録に反映させる」ことを義務づけています．ADの取得を推進すれば，患者の希望どおりの最期を迎えられると期待されました．しかし1995年にThe SUPPORT studyという研究により，ADを取得するだけでは最期の治療に患者の意向がきちんと反映されていなかったという，期待に反した実態が明らかとなりました．この反省点を踏まえて，ADに代わる方法が求められました．治療の希望を書面に記載するだけではなく，患者と家族（代理人となり得る人）と医療者がともに繰り返し話し合い，患者の価値観や将来の治療やケアの方向性を明らかにするプロセスが大切であると考えられました．そこで注目されるようになったのがACPでした．ここで語るACPは概念的な言葉であり，今までにいくつもの定義が提唱されました（表1）．

概念的な整理が進んだだけではなく，それと並行してACPの研究が進んでいきました．2010年にRespecting Patient Choicesという患者が質問する際の助けになるような質問票を利用した研究が報告されました．この研究では患者の希望が明らかとなり，より尊重されたケアが提供され，患者や家族の満足度を向上させました．そして患者が亡くなった後の遺族のストレス，抑うつ，不安が少ないことが示されました．2019年に発表された手引きなどを活用しながら医師が患者と話し合いを行うSerious Illness Care Program

表1 ACPの定義

	定義
Sudoreら	(1)Advance care planning is a process that supports adults at any age or stage of health in understanding and sharing their personal values, life goals, and preferences regarding future medical care. (2)The goal of advance care planning is to help ensure that people receive medical care that is consistent with their values, goals and preferences during serious and chronic illness. (3)For many people, this process may include choosing and preparing another trusted person or persons to make medical decisions in the event the person can no longer make his or her own decisions.
EAPC	Extended definition： Advance care planning enables individuals who have decisional capacity to identify their values, to reflect upon the meanings and consequences of serious illness scenarios, to define goals and preferences for future medical treatment and care, and to discuss these with family and health-care providers. ACP addresses individuals' concerns across the physical, psychological, social, and spiritual domains. It encourages individuals to identify a personal representative and to record and regularly review any preferences, so that their preferences can be taken into account should they, at some point, be unable to make their own decisions. Brief definition： Advance care planning enables individuals to define goals and pre-ferences for future medical treatment and care, to discuss these goals and preferences with family and health-care providers, and to record and review these preferences if appropriate.
日本 (厚生労働省)	ACP→「人生の最終段階の医療・ケアについて，本人が家族等や医療・ケアチームと事前に繰り返し話し合うプロセス」 人生会議→「もしものときのために，あなたが望む医療やケアについて前もって考え，家族等や医療・ケアチームと繰り返し話し合い，共有する取組」

[Sudore RL, et al：J Pain Symptom Manage **53**：821-832, 2017/
Rietjens JAC, et al：Lancet Oncol **18**：e543-e551, 2017 より]

という方法を用いた研究では，主要評価項目であった「目標と一致したケア（goal concordant care）」の改善は示しませんでしたが，中等度から重度の不安と抑うつ症状を有する遺族の割合は減少しました．さらに2018年のシステマティックレビューでは，死亡直前期のコミュニケーションの改善，希望するケアの文書化，希望する場所での死亡，医療費の節約に効果があると示されました．その一方でACPは，目標と一致したケアやQOLを改善することを示すエビデンスに乏しいと指摘されており，ACPの盲目的な推奨を危惧する意見もあり，さらなる研究が望まれます．

Dr 森田より

　ACPの議論で不十分だったのは，患者・家族と話し合うことと同時に希望がかなえられる医療介護システムを整えていくことと，もしものことを話す前にそもそも今の心配(今の現状認識)についてちゃんと話ができているのかという視点です．前者は，日本で言えば，患者は希望したら本当に尊厳のある最期を迎えられる体制にあるのか？ということでしょうか．後者は，国内では今ここでの対話をしないで，もしものことに「逃げている」という指摘があたります．詳しく読みたい人は以下の2点がいいと思います(2022年現在)．
　Morrison RS, et al：What's Wrong With Advance Care Planning?
JAMA **326**：1575-1576, 2021
　Periyakoil VS, et al：Caught in a Loop with Advance Care Planning and Advance Directives：How to Move Forward?　J Palliat Med **25**：355-360, 2022

Column

ACPと"in-the-moment"decision makingとの違い

　医療者が患者や家族と一緒に行う現在の治療やケアに関する話し合い("in-the-moment"decision making)と，前もって将来のできごとを話し合うACPとは，異なるものと捉えられています(**図1**)．しかし，急性期医療の場や患者の急変が生じた場合には，将来のことがらを話し合う際に，現在の治療に関する議論が含まれることが少なくありません．そのようなケースは臨床現場で一般的にみられます．ACPを定義から考えるうえで，将来の医療上の意思決定のための準備が強調されていますが，臨床現場で重要な現在の治療計画も含まれる場合があります．

［患者の願いを叶えよう］

　WHOの定義で緩和ケアはQOLの向上を目指すアプローチとされており，患者の希望を支えることも緩和ケアに欠かせません．死亡直前期のQOLを評価する場合に患者が自身で評価するのは困難を伴うため，患者の代わりにもっとも近くで関わっている家族による評価が重視されてきました．望ましい死の評価尺度Good Death Inventoryは患者が望ましい死を迎えられたか

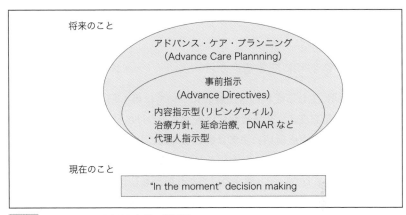

図1 ACP，AD，DNARなどの関係性

表2 Good Death Inventory

Good Death Inventory （共通して重要な領域）	Good Death Inventory （個別性がある領域）
1. 「からだや心のつらさが和らげられていること」 2. 「望んだ場所で過ごすこと」 3. 「希望や楽しみを持って過ごすこと」 4. 「医師や看護師を信頼できること」 5. 「家族や他人の負担にならないこと」 6. 「ご家族やご友人とよい関係でいること」 7. 「自分のことは自分で出来ること」 8. 「落ち着いた環境で過ごすこと」 9. 「ひととして大切にされること」 10. 「人生を全うしたと感じられること」	1. 「できるだけの治療を受けること」 2. 「自然なかたちで過ごせること」 3. 「伝えた会いことを伝えておけること」 4. 「先ざきのことを自分で決められること」 5. 「病気や死を意識しないで過ごすこと」 6. 「他人に弱った姿を見せないこと」 7. 「生きていることに価値を感じられること」 8. 「信仰に支えられていること」

[Miyashita M, et al：J Pain Symptom Manage **35**：486-498, 2008 より]

を評価するために作成され，共通して重要と考える10領域と個別性がある8領域が示されています（表2）．共通して重要と考える領域は，主に苦痛症状の緩和，療養の場，患者と家族の関係性，患者の尊厳に焦点が当てられています．これらの焦点を中心に，死亡直前期の患者の希望を支える緩和ケアについて考えてみましょう．その際に具体的な希望が出てこない患者もいます．その場合には「一番望んでいるのは，苦しくないように，穏やかに過ごせることですか」や「ご家族と落ち着いた場所で過ごせることですか」など，望ましい死の評価尺度（Good Death Inventory）を参考にして声かけを行うように心

がけています.

▶ 苦痛症状の緩和に関する声かけ

死亡直前期に生じる症状の苦痛緩和については第4章に譲りますが,ここでは患者の希望を支え,苦痛緩和を保証する声かけについて触れたいと思います.一般的に死亡直前期に患者は痛みなく過ごしたいと願っていることが知られています.残された余命が限られているならば,せめて残された時間は苦しくなく過ごしたい,と願うのは当たり前かもしれません.そのため「痛みや呼吸困難などの苦しい症状が出てきたら,苦痛緩和に努めますね」といった,安心感を与える声かけをしてみてください.

> Dr森田より
> 　苦痛緩和の方法はできれば具体的に,「痛みが出てくればまず○○をします,呼吸が苦しくなったらまず○○をします…」のように,実際に行う方法を患者がイメージできるように伝えられるとよいですね.場合によっては,「もしあれこれ手を尽くしても苦痛が取り切れない場合でも,○○さんがそのときに望まれれば,最低限,眠ってつらくないように麻酔をかけるようなことはできますので…」という話までしておくことが安心になる人もいます(し,逆に不安になることもありますから,どこまで聞きたいのかreadinessを察知しながらのやり取りになります).

▶ 療養の場を考える

次に療養の場についても考えてみましょう.人生の最終段階において,医療・療養を受けたい場所は疾病によって違いがあります.実際の死亡場所をみると病院で亡くなる患者が多いですが,老人ホームや介護老人保健施設も徐々に増えてきています.どこで最期を迎えたいかを考える際に患者が重要に思うことは「家族などの負担にならないこと」「身体や心の苦痛なく過ごせること」「経済的な負担が少ないこと」「自分らしくいれること」「家族などとの十分な時間を過ごせること」が挙げられています.Good Death Inventoryと似ている点がありますが,療養の場を考える際は,これらの重要だと思う点を念頭に置いて話し合うことがよさそうです(図2, 3).

患者にホスピス(もしくは在宅ホスピス)を紹介する際は,安心感を与える

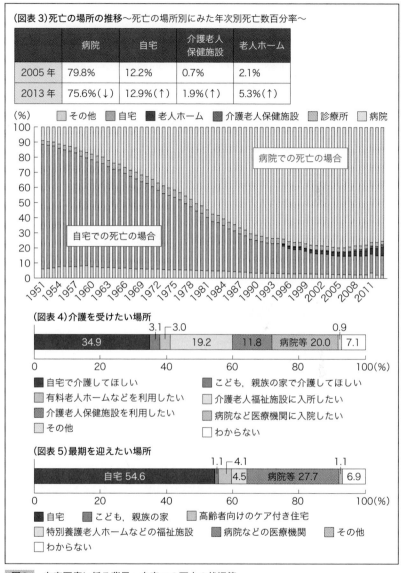

(図表 3) 死亡の場所の推移～死亡の場所別にみた年次別死亡数百分率～

	病院	自宅	介護老人保健施設	老人ホーム
2005 年	79.8%	12.2%	0.7%	2.1%
2013 年	75.6%(↓)	12.9%(↑)	1.9%(↑)	5.3%(↑)

(図表 4) 介護を受けたい場所

- ■ 自宅で介護してほしい
- ■ こども，親族の家で介護してほしい
- ■ 有料老人ホームなどを利用したい
- ■ 介護老人福祉施設に入所したい
- ■ 介護老人保健施設を利用したい
- ■ 病院など医療機関に入院したい
- □ その他
- □ わからない

(図表 5) 最期を迎えたい場所

- ■ 自宅
- ■ こども，親族の家
- ■ 高齢者向けのケア付き住宅
- □ 特別養護老人ホームなどの福祉施設
- ■ 病院などの医療機関
- □ その他
- □ わからない

図2 在宅医療に係る背景～自宅での死亡の状況等～

・これまで，自宅等における死亡が減少し，医療機関における死亡が増加する傾向にあったが，近年，医療機関以外の場所における死亡が微増する傾向にある(図表3)．

・「介護を受けたい場所」について，「自宅」が34.9%で最も高く，また「最期を迎えたい場所」についても，「自宅」が54.6%で最も高い(図表5)．

[厚生労働省：内閣府 第42回健康・医療ワーキンググループ資料より]

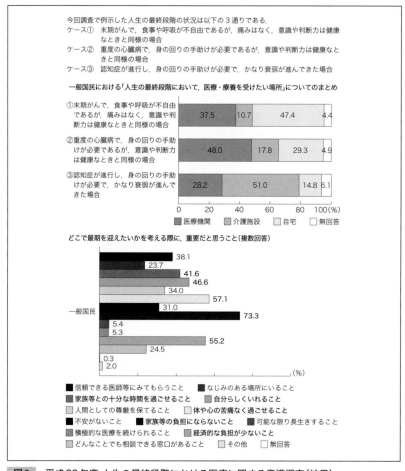

今回調査で例示した人生の最終段階の状況は以下の3通りである.
ケース① 末期がんで，食事や呼吸が不自由であるが，痛みはなく，意識や判断力は健康なときと同様の場合
ケース② 重度の心臓病で，身の回りの手助けが必要であるが，意識や判断力は健康なときと同様の場合
ケース③ 認知症が進行し，身の回りの手助けが必要で，かなり衰弱が進んできた場合

一般国民における「人生の最終段階において，医療・療養を受けたい場所」についてのまとめ

①末期がんで，食事や呼吸が不自由であるが，痛みはなく，意識や判断力は健康なときと同様の場合　37.5／10.7／47.4／4.4

②重度の心臓病で，身の回りの手助けが必要であるが，意識や判断力は健康なときと同様の場合　48.0／17.8／29.3／4.9

③認知症が進行し，身の回りの手助けが必要で，かなり衰弱が進んできた場合　28.2／51.0／14.8／6.1

■医療機関　■介護施設　□自宅　□無回答

どこで最期を迎えたいかを考える際に，重要だと思うこと(複数回答)

一般国民
38.1
23.7
41.6
46.6
34.0
57.1
31.0
73.3
5.4
5.3
55.2
24.5
0.3
2.0
(%)

■信頼できる医師等にみてもらうこと　■なじみのある場所にいること
■家族等との十分な時間を過ごせること　■自分らしくいれること
■人間としての尊厳を保てること　□体や心の苦痛なく過ごせること
■不安がないこと　■家族等の負担にならないこと　■可能な限り長生きすること
■積極的な医療を続けられること　■経済的な負担が少ないこと
□どんなことでも相談できる窓口があること　□その他　□無回答

図3 平成29年度 人生の最終段階における医療に関する意識調査(結果)

[厚生労働省：平成29年度 人生の最終段階における医療に関する意識調査 結果より]

文言を含めるとよいです．ホスピスの紹介に加えて具体的な目標，継続性，見捨てないことを意味する内容を含めるようにしています．「ホスピス・緩和ケア病棟か在宅ホスピスを紹介しようと思っています．そこでは症状や体調の変化に応じて適切な対処をしてくれますし，紹介先の医師には，現在の病状だけではなく，治療内容に関する情報を伝えるようにします．何か質問や問題があれば，いつでも気軽にご連絡ください」のような感じで伝えることが

好ましいです．そのうえで，本人が望む療養場所や亡くなりたい場所を一緒に考えていけるとよいですね．

▶ 患者と家族の関係性

　死亡直前期に患者と家族とのコミュニケーションを手助けすることも求められます．もともとの互いの関係性によりますが，親密であれ疎遠であれ，死亡直前期のコミュニケーションはむずかしさがあります．どのように声をかけていいか，話し合えばよいかわからない家族も少なくありません．さらに患者は病状の進行にともない，意識が保てなくなります．互いに伝えたい思いを引き出し，伝えづらい思いを橋渡しするなど，医療者ができる支援はいくつかあります．J-HOPEという遺族研究の付帯研究の1つに，患者と家族間の思いを言語化する支援策について報告されています．患者と家族との良好な関係性を支援する関わりとして「家族が患者に伝えたい思いの傾聴」「家族から患者への言語化の勧め」「家族から患者への言語化の具体的提案」「家族が思いを伝えやすい雰囲気づくり」「患者の思いを推察した家族への言葉かけ」「家族の思いを患者に伝える」「患者の思いを家族に教える」「患者の聴覚機能保持の保証」で有意な関係を示しています．このような声かけは患者と家族との関係性を支えることになりえそうです（表3）．

表3 家族へのバーバルコミュニケーション支援の有無

質問項目
支援1：患者様に伝えておきたい言葉や思いを聞いてくれた．
支援2：「もし患者様に伝えておきたい言葉や思いがあったら，あなたから患者様に直接，思いを伝えたらどうか」などの言葉かけがあった．
支援3：患者様へ伝えておきたい言葉や思いについて，具体的に提案してくれた（例：「このように伝えてはどうですか」，「○○を伝えたら喜ばれるかもしれませんね」）．
支援4：患者様との会話の中で，あなたが伝えておきたい言葉や思いを伝えやすいよう，会話の流れを作ってくれた．
支援5：患者様の「あなたやご家族に対する思いや気持ち」を察した言葉かけがあった（例：「患者様はご家族のことをよく話されていて，家族を大切に思われているのですね」）．
支援6：「あなたが患者様へ伝えておきたい言葉や思い」を医療従事者が橋渡しをして患者様へ伝えてくれた．
支援7：「患者様があなたやご家族に伝えたておきたい言葉や思い」を，医療従事者が橋渡しをして，教えてくれた．
支援8：たとえ患者様の意識がなくても，患者様の耳は最期まで機能していること（あなたやご家族の言葉が聞こえること）を教えてくれた．

[中里和弘ほか：日緩和医療会誌 **13**：263-271, 2018 より引用]

私のプラクティス

　ACPの開始のタイミングは診ている患者の病期によって変わります．ホスピスと在宅医療に従事してきた筆者の場合は，患者や家族から希望される場合か，病状に変化が生じた場合が多いです．患者や家族が疑問や不安を抱き，医療者から話を聞きたいと思ったときは，話し合いの場を設けるようにしています．また病状が変化するタイミングとしては，食事量が減り，寝ている時間が増えてきた，疼痛や呼吸困難などの苦痛が強くなってきた，検査結果が思った以上に悪かった，そんなタイミングで患者や家族と話し合いの場を設けるようにしています．

　話し合いを始めるにあたって，患者にどの程度詳しく話を聞きたいか，どの話題を話したいかを確認します．人によっては，病気に関わる話は聞きたくないという患者もいます．病状説明では，患者や家族の病状認識を確認しながら，現在の状態や将来に起こり得ることがらを説明します．病気の軌跡を図解しながら説明するとわかりやすいと思います．

　次にADの内容である，患者が希望する治療方針（内容指示型）と，意識が保てなくなったときに誰と相談して決めればよいか（代理人指示型）を確認します．さらに療養場所の希望や不安や気がかりなことがらも確認します．最後に困ったことがあれば，いつでも言ってほしいと安心感を与えるように心がけています．また，症状緩和に努めることや見捨てないことも含めるようにしています．これらの話し合いで意識していることは，治療方針や療養場所など，決められないことがらをその場で決めようとせずに後日結論を聞かせてもらうようにしています．焦って決めなくてよいと伝えておくことも大切です．

　以上のように患者や家族との話し合いには，自分なりの“型”を定めています．すべての人に対応できる万能なコミュニケーション技法はありませんが，知識のアップデートと経験を積むことで，ぜひ自分なりの“型”を作っていってください．

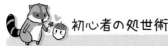

初心者の処世術

まずは手本を見て真似よ

　初心者におすすめの方法は，指導医の面接やACPの話し合いに同席することです．外来や入院中など，さまざまなシチュエーションで参加することは自分の財産になると思います．さらにその際に，コミュニケーションスキルで真似できそうなところを吸収することをおすすめします．

　武芸を学ぶうえで「守破離」という言葉があります．「守」は教えや型を守り，身につける段階とされます．次に「破」は他の教えや良いものを取り入れ，発展させる段階であり，「離」は独自の新しいものを生み出し確立させる段階とされます．まずは人がやっていることを見て学び，それを実践していくことで独自の"型"を身につけていけるとよいですね．

文献

1) A controlled trial to improve care for seriously ill hospitalized patients. The study to understand prognoses and preferences for outcomes and risks of treatments（SUPPORT）. The SUPPORT Principal Investigators. JAMA **274**：1591-1598, 1995
　▷ 予想に反した結果になってしまいましたが，ADに関するランドマーク的な研究です．

2) Sudore RL, et al：Outcomes That Define Successful Advance Care Planning：A Delphi Panel Consensus. J Pain Symptom Manage **55**：245-255. e8, 2018
　▷ デルファイ法によってACPの定義をまとめた研究になります．

3) Detering KM, et al：The impact of advance care planning on end of life care in elderly patients：randomised controlled trial. BMJ **340**：c1345, 2010
　▷ Respecting Patient Choicesという，患者が質問する際の助けになるような質問票を利用した研究です．

4) Bernacki R, et al：Effect of the Serious Illness Care Program in Outpatient Oncology：A Cluster Randomized Clinical Trial. JAMA Intern Med **179**：751-759, 2019
　▷ 手引きなどを活用しながら医師が患者と話し合いを行うSICPの方法を用いたACPの研究です．

5) Jimenez G, et al：Overview of Systematic Reviews of Advance Care Planning：Summary of Evidence and Global Lessons. J Pain Symptom Manage **56**：436-459. e25, 2018
　▷ ACPの全体像を把握するのによいシステマティックレビューです．

6) McMahan RD, et al：Deconstructing the Complexities of Advance Care Planning Outcomes：What Do We Know and Where Do We Go? A Scoping Review. J Am Geriatr Soc **69**：234-244, 2021
　▷ 上記同様に，ACPの全体像を把握するのによいスコーピングレビューです．

7) Miyashita M, et al：Good death inventory：a measure for evaluating good death from the bereaved family member's perspective. J Pain Symptom Manage **35**：486-498, 2008
　▷ 望ましい死の評価尺度(Good Death Inventory)に関する研究です．筆者はこの項目を参考にACPを行っています．

8）Mori M, et al：The Effects of Adding Reassurance Statements：Cancer Patients' Preferences for Phrases in End-of-Life Discussions. J Pain Symptom Manage 57：1121-1129, 2019
　▷ 療養場所を検討する際の「具体的な目標，継続性，見捨てないこと」の有用性が報告されています．

9）中里和弘ほか：ホスピス・緩和ケア病棟における患者と家族間の思いの言語化を支える家族支援：遺族調査による家族支援と「患者と家族との良好な関係性」および「ケアの全般的満足度」との関連性の検討．日緩和医療会誌 13：263-271, 2018
　▷ 患者と家族間の思いを言語化する支援策について報告されています．

Column

「こんなに悪いのに家に帰れない」

療養の場について話し合うときに時折聞かれる言葉です．患者本人が口にすることもあるし，家族から飛び出すこともあります．

しかし，「じゃあ自宅は無理ですね」と早合点しないでください．**通常，患者や家族は，自宅で受けられる包括的なケアのイメージや社会福祉リソースを知りません．**たとえば，訪問診療・往診として医師が自宅に来てくれる，訪問看護が毎日でも利用できる，介護ヘルパーが来てくれる，介護ベッドや手すりを手配してくれる，有事の際は病院に運んでもらえる，というのが一般的な在宅ケアのあり方なのですが，普通の人はそんなこと知りませんよね．

なので，患者・家族から「こんなに悪いのに家には帰れない」と言われたときは，「もし自宅に帰られるとしたら，どんな医療や介護のサービスが受けられるか，少しご説明してもよいですか」と，前提となるサービスやケアの内容の共有を行ったほうがいいでしょう．利用可能なリソースを伝えると，「それなら自宅で頑張ってみようかな」と患者・家族の意思が変わるケースは少なくありません．

Column

事実は想像を"常に"上回る

　誰から教わったわけでもないのですが，筆者自身の実践知として心の中にとどめている言葉です．

　患者の言葉や行動には必ず背景があり，一般的な考え方から想像できることもあります．たとえば「家に帰りたい」と言う患者がなぜそう言うかと考えてみると，「家のほうが落ち着くから」「家族と過ごせるから」「自由に過ごせるから」といった理由は比較的容易に想像できます．しかし，実際に患者の想いを聞いてみると，私達の想像をはるかに超えた(時には不可解にすら思えるような)返答が来ることがあります．「裏の山に行ってキノコを取りにいきたいから」とか「愛人と会えるから」とか…(本当にありました)．

　緩和ケアに少し慣れてくると，患者が何を考えているかは聞く前にある程度"あたり"がつくようになるのですが，「おそらくこの人は○○と考えているのだろう」と決めつけて終わらせてしまうと，本当のところは結局わかっていないので，たまに大外しすることがあります．「常に患者の想いを聴かなければ，患者が何を考えているかはわからない」と謙虚に考え，**こちらが多少想像できることでも患者に尋ねるくらいが，実臨床ではちょうどよいのではないか**と思います．

第 3 章

死亡直前期で問題になること

1. 死亡直前期に問題になりやすいこと
―食べられなくなってきたんですけど，どうしたらいいですか？

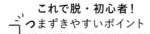
これで脱・初心者！
つまずきやすいポイント

① 死亡直前期の経過の説明は前もってしておきましょう．また身体診察を省かないことも重要です．

② 「せめて点滴だけでもしてください」と言われたときは，その背景にある思いを探索しましょう．

③ 「こんな状況では食べさせられません」ではなく，どうすれば楽しみ程度でも食べられるか，多職種で考えましょう．

 ① 死亡直前期の経過の説明は前もってしておく

　死亡直前期にはさまざまな身体の変化が起こります．それらに対して家族がどのような思いを抱くのか，筆者の経験をもとにお伝えします．また家族のケアへの参加や，身体診察を省かないことについても触れたいと思います．

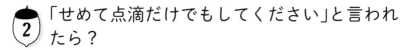 ② 「せめて点滴だけでもしてください」と言われたら？

　死亡直前期になると輸液は不要になることが多いです．死亡直前期の輸液の延命効果やQOLに差はないというRCTがあります．ホスピスのがん患者129人を集め，1,000 mL輸液群と100 mL輸液群で比較した研究です[1]．脱水関連の症状としてだるさ・眠気・幻覚・ミオクローヌス・生命予後・QOLに

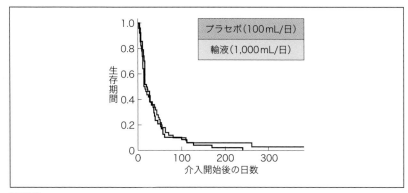

図1 死亡直前期の輸液による延命効果

[Bruera E, et al：J Clin Oncol **31**：111-118, 2013より]

差がなかったという結果でした(図1). ただし, この研究はがん末期の研究であり非がんの患者では当てはまらないかもしれません. また生命予後は100mL群で15日, 1,000mL群で21日と差があり, この6日は患者, 家族にとっては重要ではないか? という意見があることも知っておきましょう.

③「こんな状況では食べさせられません」?

食事をどこまでさせるのか? 人工栄養をするべきなのか・続けるべきなのかどうか?

これは非常にむずかしい問題ですが, 現場では最も多い疑問なのではないかと思います. 死亡直前期を迎えた患者は食欲の減退や喪失に遭遇することが少なくありません. このような心理的・身体的な変化は, 患者本人だけでなく, 介護する側にとっても大きなストレスの原因となります. 死亡直前期の患者は自分の好きな食べ物や飲み物を摂取することに安らぎを感じます(comfort feeding)[2]. 食べることの目的を栄養摂取とすると, 人工栄養や苦しさにつながることがありますが, 楽しみを目的としたなら, QOLが上がります.

[家族は患者の身体の変化をどう見るか]

▶ 意識の面

　最期まで眠ったように過ごす方もいれば，せん妄で混乱する方もいます．ほとんどの家族が最期は，穏やかに安らかに過ごせると信じていますので，せん妄が起こった場合には，家族も驚きます．混乱していること自体が本人もつらいでしょうし，見ている家族もつらいということが多いです．せん妄をコントロールすることは死亡直前期のケアの中でも重要です．

▶ 呼吸の面

　チェーンストークス呼吸，無呼吸，下顎呼吸などが出現します．家族が最期の場面で付き添っていると，苦しそうと感じることが多いです．チェーンストークス呼吸は，大きい呼吸と無呼吸を繰り返す呼吸パターンです．とくに，いつ亡くなるかわからず，緊張している家族にとっては，チェーンストークス呼吸は驚くことが多いです．

　急に呼吸が止まるので亡くなったのか？と思って，「息して！　お願い！」と声をかける姿をよく見かけます．息を止めて，堪えているように見えるため「苦しそう」と言う方もいます．

　また，下顎呼吸は「あえぎ呼吸」とも言われますが，息が吸えないからなんとか，顎を動かして苦しそうに頑張って息を吸っていると解釈する方がいます．

　また，徐々に飲み込みの能力が低下するため，唾液を飲むことができず，痰が多くなります．なかには，ガラガラ音がずっと聞こえていることが多く，吸痰を医療者や家族が行うこともあります．音が聞こえていることで苦しそうと感じる方，吸痰行為がきつくてかわいそうと感じる方が多いです．

　こうした家族の反応が予測されるため，あらかじめ呼吸の変化が起こることは説明しておいたほうがよいと思います．筆者は以下のように説明しています．

> 今後，呼吸の仕方がゆっくりになっていくと思います．息が止まったと思ったら大きい呼吸をしたりします．また，口をパクパクするような呼吸になります．ご家族も最初見たときはびっくりされるかもしれません．このような呼吸のときはあまり本人は苦しさを感じてないと言われています．亡くなる直前にこのような呼吸になるのですが，ご本人の頭に血が回っておらず，意識はぼーっとしており苦しくないようです．

Dr 森田より

　下顎呼吸は生理的な機序を説明すると，「ああ！」と少し納得される方がいます．（医学的に正確ではないのですが）私は次のような説明を身振りを入れてすることが多いです．
　──普段は肺が柔らかいからこうやって息すると(息を吸って見せて，胸鎖乳突筋が収縮することを示す)，鎖骨が上に上がって肺が膨らむんですけど，肺が固くなってくると，同じように筋肉が収縮する時に首のほうが動くようになるんですよね(首の動く身振り)．人間だけじゃなくてすべての生き物で起こることで，ご本人に苦痛という意識は今はないので大丈夫です(確かに苦しそうに見えますけど…)．

▶ 循環の面

　尿が少なくなり，皮膚の血流の循環が悪くなります．チアノーゼや皮膚の冷たさ，橈骨動脈が触れにくいという症状が出ます．家族は「こんなに手が冷たくなってかわいそう」とずっと手をさすったり，足をさすったりする方もいます．

　皮膚が冷たい場合は，湯たんぽを使って温める，温かい濡れタオルで手を拭く，などが行えますが，それを家族に行ってもらい，ケアに参加してもらうことができます．治療ができなくても，家族が参加できるケアがあるということを伝えることは，家族ケアの面からも重要です．

私のプラクティス

～身体診察からわかること～

　緩和ケア病棟では，筆者は必ず，四肢の触診をベッドサイドで行っています．とくに脈を触れて手を触りながら，呼吸様式を見て診察しています．

　これは救急医時代に筆者が，福井大学救急医学の教授(当時)寺澤秀一先生から学んだトリアージ法です．血圧計や酸素濃度測定器がなくても，患者の状態，バイタルを迅速に把握し，重症度を5～10秒で判定するようにしていました．

　手を触るだけで，頻脈，発汗，手の冷感，浮腫など，多くの情報が身体診察でわかります．同時に呼吸様式をみます．胸鎖乳突筋の使用，鼻翼呼吸，腹式呼吸など，努力呼吸を見ることができます．緩和ケアの世界でも，身体診察の仕方は変わりません．頻呼吸，頻脈，発汗，冷汗があれば，苦しい状態で交感神経が賦活しているかもしれないと考えます．

　言葉で症状をうまく伝えられない方の症状評価のツールとして，PAINAD(表1)とRDOS(表2)が有名です．実際にスコアを使うのは大変かもしれません．重要なことは，本人が苦しさを適切に表出できなかったとしても，身体診察からどれくらい苦しそうかを客観的に判断することです．死亡直前期に特徴的な身体所見については，第1章2(がん患者の生命予後を推定する)も参照ください．

表1 PAINAD

	0点	1点	2点
呼吸	正常	短時間努力呼吸	努力呼吸
発声	なし	短時間の呻き声	大声で呻き声 泣く
表情	微笑/無表情	悲しい 怯えてる しかめ面	顔を歪める
体の動き	リラックス	そわそわ 身の置き所なし 緊張している	押し除ける 逃げようとする 殴りかかる
慰めやすさ	必要なし	声かけで安心	安心しない

1～3点：軽度の痛み，4～6点：中等度の痛み，7～10点：重度の痛み
[Warden V, et al：J Am Med Dir Assoc **4**：9-15, 2003より引用]

表2 RDOS

	0点	1点	2点
心拍数	<90回/min	90〜109回/min	≧110回/min
呼吸数	18回/min	19〜30回/min	>30回/min
落ち着きのなさ 無目的な動き	なし	時々の軽微な動き	頻繁な動き
奇異性呼吸 （吸気時の腹部の動き）	なし		あり
呼吸補助筋の使用	なし	わずかな上昇	明白な上昇
呼吸終末の呻き声：喉音	なし		あり
鼻翼呼吸： 無意識な鼻孔の動き	なし		あり
恐れの表情	なし		目の見開き 顔面の強張り 眉間のしわ・開口 歯を噛み締める

3点以上は呼吸困難症状が強く緩和の必要性が高い．2点以下は楽である．点数が高ければ高いほど症状が強い．

[Zhang Q, et al：J Pain Symptom Manage **57**：304-310, 2019 より引用]

Column

遺族の意見からの学び

遺族からの意見は自分のプラクティスを見直すきっかけになります．

緩和ケアに対しての感謝の言葉が多いものの，医療者に対する不満や改善してほしいという言葉もあります．以下ご意見から，とくに気をつけたほうがよいと感じることです．

1. ベッドサイドでの予後の話

"最後まで耳は聞こえていると説明を受けていたが，医師がベッドサイドで予後をあけすけに話すのはどうなのか．本人がかわいそう"

確かにそのとおりだと思い，筆者は以後，本人が聞いていたとしても問題ない内容をベッドサイドで話し，家族とだけ共有しておきたい話は別室で話すようになりました．あとどれくらいで亡くなるのか？といった内容の質問はよくありますが，そうした内容は別室でするという配慮は重要と考えています．

2. 医師が身体診察すらしてくれない

"医師が部屋の入口で家族に挨拶するだけで，本人の診察どころか顔も見てくれず，見放されたと感じた"

　これも貴重な意見です．どうしても医師は治らない病気を前にして無力感があります．何もできることがない，何を話していいかわからない，だから自然と足が遠のき，ベッドサイドに行かなくなります．他の治療介入の可能性がある患者が優先されることは医師の職業上，仕方がないところもあります．しかし，本人の顔を見て，手を触って，本人と家族に簡単な声かけをすることは3分あればできることです．診察は手あての効果があると思います．治療（CURE）の面から足が遠のくことは自然なことですが，ケア（CARE）の面からは少しでも診察の時間を作ることが大切だと考えています．

　筆者の若いときの同じような経験として，病室でご家族から予後を聞かれてお返事した後に，患者が「涙を流された」ことで家族が自分をとても責められたということがあります．とくに家族から予後を聞かれたので，「自分たちが悲しませてしまった」という気持ちになるのだと思います．

　思えば，一方で，「耳は最後まで聞こえていますからね」と言いつつ，患者には言わないだろうことを目の前で言うのは整合性が取れないことでもあります．それ以来，死亡確認をするまでは，患者の意識がはっきりしていたなら病室では言わないようなことは外で言う，を貫いていました（一部ですが，患者自身が「明日には死ぬなあ…」みたいなことをおっしゃっていた場合には，病室内で患者にも話すようにお話しすることがあります）．

 私のプラクティス

〜予後が日単位となったときに家族に伝える3点〜

　日単位の心構えの3点セットを私自身は心がけています．身体診察で死亡直前期の兆候が出たときには家族と心構えについて話をします．

　①日単位で亡くなるかもしれない予後の告知

　②今後の患者の身体の変化・点滴をするかどうか？

　③死に目に会えないこともあり，必ずしも付き添わなくてもよいこと（コロナ禍であれば面会制限があること）

　①は，予後が不確実ではあるが日の単位になってきていることを伝えます．これはBad newsの伝え方を意識します（第2章1参照）．

　②は，あらかじめ説明して心の準備をしてもらうことが大事です．とくにせん妄や呼吸状態に関しての説明は必須でしょう．「緩和ケアをしているのになぜこんなに苦しそうなのか？」と認識のギャップが生まれやすい状況だからです．

「これからの過ごし方について」(緩和ケア普及のための地域プロジェクト／厚生労働科学研究 がん対策のための戦略研究, http://gankanwa.umin.jp/pdf/mitori01.pdf)というパンフレットが非常に役に立ちます．こちらを印刷して家族に渡し，これをもとに説明すると死亡直前期の身体の変化の理解に役立ちます．

③そして筆者がもっとも重要と考えているのは，死に目に会うことについてです．

> 最期の瞬間についてです．今までご家族でそのような経験があった方はいらっしゃいましたか？(相手の認識を聞く)昔は，ご家族が病院に泊まり込んで最後まで付き添われることが普通でした．最期の瞬間にそばにいるのが家族の務めだという風に思う人は多いです．確かにそうできたら…と私たちも思います．しかし，実際私たちがみさせてもらうと，なかなかそううまくはいかないことが多いです．たとえば，ご家族がシャワーを浴びに少し離れたとき・少しうつらうつら眠ってしまいそうなときなどに息を引き取られるケースがあります．これはどれだけご家族が頑張ってもコントロールができないことなのです．
>
> また，連日泊まることでの家族の身体への負担も，われわれは心配しています．急なことで心の整理もできないまま，身体も疲労が蓄積し，家族が先に体調を崩すことがあります．家族に体調を崩してまで頑張ってほしいと患者本人は望まないかもしれません．
>
> もちろん，付き添いたいという希望は当然の気持ちですのでよいのですが，病院には幸い，看護師や医師がいますので，歯を食いしばってまで続けずに，われわれに任せてもらってもよいと思っています．
>
> どちらかというと最期の瞬間に立ち会うというよりは，少しお話ができるうちに家族の思いのたけを患者本人に伝える，本人が楽に自然な形で逝けることのほうが大事かもしれません．

このような内容を話しています．近親者との死別時の経験から後悔などの念を持ち続けている方もいるので，正解はないです．

ただ，ご家族が最期を見届けなければならないと背負いこんでいる場合は，それを下ろしてもらうことが重要だと考えます．

［症状緩和をどのように行うか］

▶ せん妄

　DSM-5ではせん妄と診断した際には過活動型，低活動型，活動水準混合型の特定を行うように求めています（**表3**）．また，CAM（Confusion Assessment Method）は，①急性発症で変化する経過，②注意力散漫，③支離滅裂な思考，④意識レベルの変化，の4項目から構成されており，①②の症状を必須とし，かつ③または④を満たせばせん妄と診断する，という簡便な診断ツールです．5分あればできるのでまずはこれを使うのがよいと思います．

　せん妄は基本的には身体疾患の結果起こるものであり，治療可能なものも多いです．薬を使う前に，可逆的な原因があれば治療をするというアプローチが必要になります．これは薪（準備因子）・油（促進因子）・ライター（直接因子）で考えるとわかりやすいです（**図2**）．

	表3　DSM-5によるせん妄の診断基準
A	注意の障害（すなわち，注意の方向づけ，集中，維持，転換する能力の低下）および意識の障害（環境に対する見当識の低下）
B	その障害は短期間のうちに出現し（通常数時間〜数日），もととなる注意および意識水準からの変化を示し，さらに1日の経過中で重症度が変動する傾向がある
C	さらに認知の障害を伴う（例：記憶欠損，失見当識，言語，視空間認知，知覚）
D	基準AおよびCに示す障害は，他の既存の，確定した，または進行中の神経認知障害ではうまく説明されないし，昏睡のような覚醒水準の著しい低下という状況下で起こるものではない
E	病歴，身体診察，臨床検査所見から，その障害が他の医学的疾患，物質中毒または離脱（すなわち乱用薬物や医薬品によるもの），または毒物への曝露，または複数の病因による直接的な生理学的結果により引き起こされたという証拠がある

上記A〜Eのすべてを満たす場合にせん妄と診断する．
DSM-5においては，せん妄の活動性に関するサブタイプを特定することとなっている．それぞれのサブタイプについては，以下のように記述されている．
過活動型：その人の精神運動活動の水準は過活動であり，気分の不安定性，焦燥，および/または医療に対する協力の拒否を伴うかもしれない
低活動型：その人の精神運動活動の水準は低活動であり，混迷に近いような不活発や嗜眠を伴うかもしれない
混 合 型：その人の注意および意識は障害されているが，精神運動活動の水準は正常である．また，活動水準が急速に変動する例も含む
［American Psychiatric Association：DSM-5精神疾患の診断・統計マニュアル，日本精神神経学会（日本語版用語監修），髙橋三郎ほか（監訳），医学書院，p588-589，2014より引用］

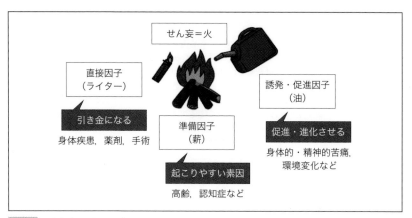

図2 せん妄のイメージ

　まずは薪(せん妄になりやすい人)を認識することです．そして可能な限り油を注がないようにするケアが必要です．これは主に環境変化であり，カレンダーや家族の写真など，本人が普段どおりでいられるような環境を配慮することです．

　また苦痛に対する症状緩和を行うことで，せん妄が緩和されることがよくあります．直接原因となったライターの火に対しては消化活動が必要です．感染症・高カルシウム血症などを改善することでせん妄が改善します．せん妄が疑われるときには血液検査を行い，可逆性がある病態がないか精査することが重要です．

　しかし，がんや臓器不全の終末期では必ずしもせん妄が治るとは限りません．亡くなる1〜2週間前になるとほとんどの患者で発症します．これは終末期せん妄と呼ばれますが定義はありません．夜間せん妄やICUせん妄といった呼び名と近いものです．

　油を減らして(環境を整えて)，ライターの火をできるだけ消火(可逆性のある疾患の治療)した後にできることは薬剤調整です．たとえば，オピオイドやステロイドはせん妄に関与しているかもしれません．またオピオイド・ベンゾジアゼンピン・SSRI・アルコールの離脱もせん妄を引き起こすかもしれないので注意が必要です．

Dr 森田より

　せん妄でも呼吸困難でも，死亡直前期の症状緩和は，「今の目標が何か」を意識するといいです．「これくらいの症状ならそのまま経過を見たい（意識を下げたくない）」という目標のときもありますし，「苦しいのはほんとに嫌だって言ってたから，苦痛かもしれないなら完全にとってあげたい（とってほしいと推定される）」という目標のときもあります．どの薬を使うかは医師が慣れているものでよいと思いますが，「今の目標は何か」を共有するというところを投薬前に意識するとよいですね．

　あまりエビデンスはありませんが，せん妄の発症には薬物療法を行うことが多いでしょう．ハロペリドール1mgの皮下注射を2時間ごとに繰り返し，必要に応じて6〜8時間ごとの定期投与に変更します．経口溶解剤（OD）があるオランザピンやリスペリドンも選択肢となります．オランザピン2.5mg・リスペリドン0.25mgから開始しましょう．ハロペリドールを使っていても興奮が強い患者の場合はロラゼパム1mg，4〜6時間ごとの内服がよいでしょう．パーキンソニズム症状がある人の場合はクエチアピン12.5mgからの開始が望ましいでしょう．

　予防的にラメルテオン（メラトニン受容体作動薬）を使用することでせん妄が予防できるといいうRCTがあります[3]．副作用も少ないため使いやすいですが，効果発現に時間がかかるため，好適症例を検討する必要があります．スボレキサントについてもせん妄予防のRCTが報告されています[4]．

　今後も予防薬のエビデンスの集積が待たれる状況です．

　またせん妄は上記のような薬剤でコントロールがつかず，難治性になることも経験します．

　クロルプロマジンを使用しても効果が乏しい場合には，ミダゾラムなどを使用して緩和的鎮静に至るケースもあります（緩和的鎮静については第3章3を参照）．

これがエビデンス！

Hui D, et al：Neuroleptic strategies for terminal agitation in patients with cancer and delirium at an acute palliative care unit：a single-centre, double-blind, parallel-group, randomised trial. Lancet Oncol **21**：989-998, 2020

終末期せん妄における薬物療法についてはあまり研究がなかったのですが，2020年に単施設でのRCTが登場しています．ハロペリドール群(2mg，4時間ごと)・クロルプロマジン群(25mg，4時間ごと)・ハロペリドール＋クロルプロマジン群(1mg＋12.5mg，4時間ごと)で比較した研究です．まだサンプルサイズが小さいので推奨されるレベルではありませんが，クロルプロマジンのほうが安定して不穏を抑制できる可能性がありそうです．ひととおりのせん妄治療薬で効果が乏しい場合には，クロルプロマジンを考慮することはよいかもしれません．

▶ 呼吸困難

亡くなる直前の酸素投与は，真の低酸素血症の場合では緩和ケアになりますが，そうでなければあまり効果がないといわれています．酸素投与は医療の象徴的な介入であり，プラセボ効果があることも知っておいたほうがよいでしょう．酸素マスクは拘束感を感じる人がいるため，鼻カニューラからの酸素投与が好まれます．呼吸困難の緩和ケアにもオピオイドの投与を行うことがあります．

ケアへの参加という面では，家族に送風をしてもらうという方法があります．呼吸困難を有する慢性進行性肺疾患やがん患者において送風療法は有効性が示されています．家族にポータブルの扇風機を持ってきてもらったり，うちわで仰いでもらったりすることは呼吸困難の症状緩和につながります[5]．

▶ 痛み

死亡直前期になるに従って，腎機能障害が起こり，オピオイドは過剰に蓄積しやすくなるといわれています．亡くなりそうな患者では薬を減量することが多いです．患者は痛いと訴えられないことも多く，内服も困難となります．オピオイドの持続皮下注を少量で開始することが多いです．貼付剤は過剰投与の危険性が高いので，予後が短い患者の場合にはコントロールがむずかしく，注意が必要です．

▶ 死前喘鳴(death rattle)

　死亡直前期の気道分泌物への対応の仕方です．気道分泌物は，type1＝唾液分泌物(真性死前喘鳴)，type2＝気管支分泌物(偽性死前喘鳴)に分けられます．type1は死亡前の16〜58時間で発生するといわれています．

　対応としては，以下が勧められています．

- ・点滴量の軽減
- ・抗コリン薬の投与
- ・穏やかな浅い吸引
- ・体位ドレナージ

　抗コリン薬はせん妄のリスクになることがよく知られています．血液脳関門を通らない抗コリン薬がよいでしょう．具体的には1日250mLの点滴を皮下注射で投与するときに，ブスコパン®を40mg混注しています．

　type2の場合は気管支分泌の抑制が治療になります．肺疾患の既往がある方の場合は，type2の治療が必要になるケースもあります．分泌物の量と質(濃いのか薄いのか)を評価したうえで以下の方法を組み合わせます．

　まずは肺疾患に対して，

- ・去痰薬(カルボシステイン500mg 3T/3やアンブロキソール45mg 1T/1)
- ・ネブライザー吸入(高張食塩水/ベネトリン®)
- ・気管支拡張薬(COPDのコントロール薬の継続)

を使用します．

　またリハビリ・排痰ドレナージを行うことが緩和ケアにつながるのであれば適宜行います．体位変換の苦痛が大きければ控えたほうがよいでしょう．

　そのうえで痰を減らすときにはtype1と同様に抗コリン薬(ブスコパン®)を使用します．抗生物質は治療の利益と負担に鑑みて慎重に使うべきと考えます．尿路感染症などと違い，必ずしも症状緩和につながらないことも多い印象です．

これがエビデンス！

Bickel K, et al：Death Rattle and Oral Secretions. Palliative Care Network of Wisconsin, https://www.mypcnow.org/fast-fact/death-rattle-and-oral-secretions/
Hsin G, et al：Respiratory Secretion Management. Palliative Care Network of Wisconsin, https://www.mypcnow.org/fast-fact/respiratory-secretion-management/

　舌下アトロピンとプラセボを比較した試験やその後のレビューで，抗コリン薬の介入がプラセボより優れているというエビデンスはないとされていました．しかし，2021年オランダの6つのホスピスで実施されたSILENCE試験というRCTで有用性が示されました．予防的に皮下にブチルスコポラミン20mg，1日4回とプラセボを比較すると，死前喘鳴の率はスコポラミン群が13％，プラセボ群が27％と有意な差がでたのです．

Dr 森田より
　ややマニアな話になりますが，Silence試験は抗コリン薬の予防投与によって死前喘鳴の発生率を減少させたという試験です．死前喘鳴は自然な死の経過（a part of natural dying process）なので「これは自然な経過だから患者さんは苦しくないんですよ」とお話しすること（死の過程のnormalizationといいます）が重要と考えるか，患者はどうかわからないとしても家族にとっては苦痛なのだから医学的に予防したほうがよいと考えるのかという論点での議論があります．私は経験的に，ミダゾラムを持続投与して深い鎮静を目標とするような場面では，その後に唾液による喘鳴が増えて一時的に覚醒度が上がることをしばしば経験したので，ミダゾラムとスコポラミンを併用するというpracticeを行っていました．今でいうところの予防投与になりますが，「やりすぎ」と考える人もいると思います．みなさんはどう思われますか？

▶ 口渇

　亡くなる前の患者の80〜90％は喉が渇いているといわれています．とくに心不全・腎不全・人工呼吸器・利尿薬などの薬剤を使用している患者では起こりやすいです．口渇に対して点滴は有効ではないといわれています．点滴の代わりに，口腔ケアを定期的に行うことが勧められています．またICUでは70％の患者に口渇があるといわれており，以下のような手順（バンドル）を行います．これにより口渇や口渇による苦痛が減ったことが研究で示されています．口渇の患者に点滴以外でできることを試してみる際に参考になると思います．

これがエビデンス！

Puntillo K, et al：Palliative care in the ICU：relief of pain, dyspnea, and thirst—a report from the IPAL-ICU Advisory Board. Intensive Care Med **40**：235-248, 2014

口渇の緩和ケア Thirst Bundle

1. 自分で報告が可能な患者に定期的に口渇の評価を実施する
2. 口と舌の乾燥やひび割れや感染を調べる(口渇や乾燥の指標)
3. 口渇リスクの患者を認識する(絶食・抗コリン薬・オピオイド)
4. 患者が口渇を経験していることを想定する
5. 頻繁にマウスケアを行う(口腔内スワブ)
6. 水に浸したガーゼやスプレー噴霧や氷片を使用する
7. 人工唾液を使用する(サリベート®エアゾール)
8. 高流量酸素を用いている場合は加湿器の使用を検討する
9. 口渇の介入の有効性を評価し文書化する

［死亡直前期の輸液をどう考えるか］

死亡直前期の輸液の副作用としては，以下のようなものがあります．

- ・胃腸液の増加による嘔吐/下痢
- ・呼吸分泌物の増加による窒息や溺死などの呼吸困難
- ・末梢性浮腫の発症または悪化
- ・カテーテル挿入を必要とするほどの尿量の増加
- ・針の挿入に伴う痛み
- ・頻繁なルートの交換の必要性
- ・ルート確保困難で何度も針を刺すことになる
- ・点滴を自己抜去しないように抑制する

冒頭に記載した研究結果に加えて，これらの副作用を考えても，死亡直前期の輸液は不要ではないかと思われます．

しかし，死亡直前期に食べられない状況になったら，87%の患者・家族が点滴を望むといわれています(図3)．

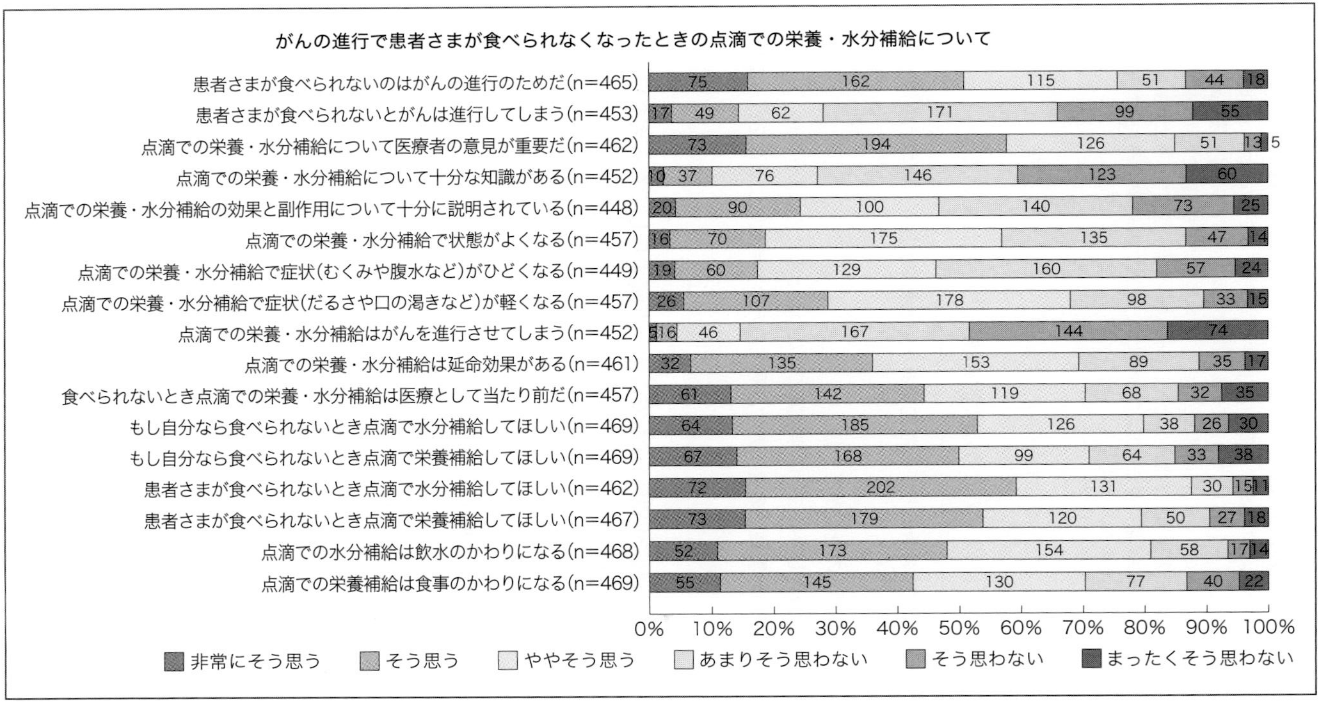

がんの進行で患者さまが食べられなくなったときの点滴での栄養・水分補給について

凡例：■非常にそう思う　□そう思う　□ややそう思う　□あまりそう思わない　□そう思わない　■まったくそう思わない

項目	非常にそう思う	そう思う	ややそう思う	あまりそう思わない	そう思わない	まったくそう思わない
患者さまが食べられないのはがんの進行のためだ（n=465）	75	162	115	51	44	18
患者さまが食べられないとがんは進行してしまう（n=453）	17	49	62	171	99	55
点滴での栄養・水分補給について医療者の意見が重要だ（n=462）	73	194	126	51	13	5
点滴での栄養・水分補給の効果と副作用について十分な知識がある（n=452）	10	37	76	146	123	60
点滴での栄養・水分補給について十分に説明されている（n=448）	20	90	100	140	73	25
点滴での栄養・水分補給で状態がよくなる（n=457）	16	70	175	135	47	14
点滴での栄養・水分補給で症状（むくみや腹水など）がひどくなる（n=449）	19	60	129	160	57	24
点滴での栄養・水分補給で症状（だるさや口の渇きなど）が軽くなる（n=457）	26	107	178	98	33	15
点滴での栄養・水分補給はがんを進行させてしまう（n=452）	6	16	46	167	144	74
食べられないとき点滴での栄養・水分補給は医療として当たり前だ（n=461）	32	135	153	89	35	17
もし自分なら食べられないとき点滴で水分補給してほしい（n=457）	61	142	119	68	32	35
もし自分なら食べられないとき点滴で栄養補給してほしい（n=469）	64	185	126	38	26	30
患者さまが食べられないとき点滴で水分補給してほしい（n=462）	67	168	99	64	33	38
患者さまが食べられないとき点滴で栄養補給してほしい（n=467）	72	202	131	30	15	11
患者さまが食べられないとき点滴で栄養補給してほしい（n=467）	73	179	120	50	27	18
点滴での水分補給は飲水のかわりになる（n=468）	52	173	154	58	17	14
点滴での栄養補給は食事のかわりになる（n=469）	55	145	130	77	40	22

0%　10%　20%　30%　40%　50%　60%　70%　80%　90%　100%

図3　経静脈栄養水分補給に関する信念と認識の頻度

［天野晃滋：進行がん患者が食べられなくなったときの経静脈栄養水分補給に関する家族の信念と認識，遺族によるホスピス・緩和ケアの質の評価に関する研究4．日本ホスピス・緩和ケア研究振興財団，p149，2020 より引用］

Dr 森田より
　点滴などの水分栄養補給は，医学的な理由だけではなく，「いのちの象徴」，「手をかけてもらえている象徴」である場合もあります．国によって「点滴のハードル」は異なっており，日本はかぜでも下痢でも点滴をするのが「普通」で，国際的にもっともハードルが低い国です．死亡直前期に点滴の減量や中止を考える場合には，家族にとっての象徴的な意味も考えるようにしましょう．

　点滴を望む理由には以下のような要因があるといわれています．

①患者要因：病院での看取りが一般的であり，患者や家族が「自然な」看取りに納得がいかない．
②医師要因：患者への説明が不十分．
③社会要因：輸液をしないことは非常識ではないかと考えてしまう文化．
④環境要因：医師や看護師の考え方や，病院の方針で無批判に点滴を行ってしまう．

　身内が死ぬかもしれないという不安な中，点滴すらしてもらえないということに対して，エビデンスがないからやらないという態度は家族には受け入れられないということがあります．点滴は副作用が多いから，中止するということは医学的・理論的にはただしくても，毎日見舞いに来る家族にとっては，「あれ？　昨日まで点滴がつながっていたのにどうして今日はつながっていないのか？　何の説明もなしに？」と思われることでしょう．

　点滴は医療行為・治療を行ってもらっているという安心のシンボルになっていることが多いです．点滴の差し控えの説明は，医療者が考えているよりも，患者・家族にとっては非常に重要度が高い話だと知っておいたほうがよいでしょう．

　そして点滴を続けてほしい理由もさまざまです．その理由を聞くことが重要です．元気になってほしいからに決まっているじゃないかと考える人もいるかもしれませんが，ここであえて理由を探索することが重要です．

　点滴をしてほしい理由として，筆者の経験では以下のようなものがありました．

・○月○日は孫の結婚式だからそこまでは頑張ってほしい．

・今まで具合が悪くなるたびに点滴をしてよくなったから，私にとっては希望そのものだ．

・点滴をせずに死ぬは餓死と同じ．こんなに腕が細くなって顔も痩せている．

・家族が昔，脱水で死んだから，○○にはそんなふうになってほしくない．

　筆者自身は，ほとんどの方が点滴くらいはしてほしいという認識であることを勘案すると，少量の点滴がつながっているというところが落としどころと考えています．1日250mL，1本であれば，副作用も非常に少ないし，家族には点滴がつながっているという安心感があります．そのうえでさらに，せん妄での自己抜去・痰が多い・浮腫などで困っていることがあれば，そのときは点滴を終了することがあると説明しておくようにしています．

　そして点滴は，静脈注射ではなく皮下注射にすることが多いです．なぜなら点滴はどんどんルートが取りにくくなっていくからです．皮下注射の薬剤でどのようなものが投与可能かについては別書籍（文献6参照）を参考にしてください．

　筆者は予後が日単位であることを共有した後に，以下のように話すことが多いです．

“　　今後どのようになっていくか，どのような治療をしていくかについてお話します．

　　私たちもできる限り，ご本人に苦しくないようにつらくないように，痛み止めをしっかり使って，快適に過ごせるようにサポートしていこうと思っています．そのうえで点滴についてお話したいと思います．

　　実は○○さんにとって点滴はあまり楽にならないかもしれないと思っています．通常，点滴をすると元気になるって思いますよね．元気な私たちだとそういう効果はあるのですが，今の○○さんはきちんと水分や栄養を取り込むことができないと思われます．楽になるのならいいのですが，かえって苦痛になるかもしれないと心配しています．

　　なので，最低限は行うのですが，むくみ・痰が多い・異物があることの不快感や混乱で○○さんが苦しまれるのであれば，点滴も控えざるを得ないかなと考えております．”

　この説明で納得される方も多いですが，点滴に対するこだわりが強い場合はあまり無理に話を続けることはしないようにしています.

　NICEのガイドラインでは，死亡直前期の輸液について掲載しているのでご参考ください(Care of dying adults in the last days of life＜https://www.nice.org.uk/guidance/ng31＞).

文献

1) Bruera E, et al：Parenteral hydration in patients with advanced cancer：a multicenter, double-blind, pla-cebo- controlled randomized trial. J Clin Oncol **31**：111-118, 2013
　▷ 死亡直前期の輸液を行うかどうかを考えるときのkey articleです.

2) Palecek EJ, et al：Comfort feeding only：a proposal to bring clarity to decision- making regarding diffi-culty with eating for persons with advanced dementia. J Am Geriatr Soc **58**：580-584, 2010
　▷ たとえ栄養がとれなくても，楽しみを目的とした食事ができることを示しています.

3) Hatta K, et al：Preventive effects of ramelteon on delirium. JAMA Psychiatry **71**：397-403, 2014
　▷ ラメルテオンがせん妄予防効果をもたらすこと示唆した研究です.

4) Hatta K, et al：Preventive Effects of Suvorexant on Delirium. J Clin Psychiatry **78**：e970-e979, 2017
　▷ スボレキサントがせん妄予防効果をもたらすこと示唆した研究です.

5) 角甲　純ほか：呼吸困難を有する慢性進行性疾患患者に対する送風療法の有効性：システマティックレビュー・メタ解析. Palliat Care Res **17**：33-42, 2022
　▷ 呼吸困難を有する慢性進行性疾患患者に対する送風療法の有効性を示したシステマティックレビュー・メタ解析です.

6) 久永貴之ほか(編)：症状緩和のためのできる！使える！皮下投与，南山堂，東京，2020

2. 死亡直前期の急変に備える
―治療・ケアのゴールを決めておく

これで脱・初心者！
つまずきやすいポイント

1. どこまで治療するかを迷ったら，ケアのゴールに合った治療なのかを考える．
2. 患者にとってのベストケアが何なのかを常に考える．
3. 予測可能な急変に対しては，起こる前から準備をしておく．

1 その治療はケアのゴールに合ったものか考える

どこまで治療をするか？と悩んだことはないでしょうか？ このがん末期の患者に抗菌薬の治療をしたほうがよいのか？ 輸血はいつまで続ければよいのか？ 経管栄養は中止したほうがよいのか？ これは一見，医学的な答えがありそうな問題です．ただ，回復の見込みが少ない状況や可逆性がない中での治療方針は人それぞれです．「どこまでするか？」の問いの答えは常にケアのゴールによります．ケアのゴールが決まると自然と治療手段が決まります．どんなカレーが食べたいか？の後に入れる香辛料が決まります．先に入れる香辛料だけ決まっていることはあまりないはずです．

2 どのように過ごすのが本人にとってベストなのか？

このことを日頃から考える癖をつけることが大切です．

　新米医師が「治療方針はどうするか?」と先輩に聞かれると，「本人，家族
と相談します」と返答することが多いです．もちろん，そのとおりなのですが，
関係する医療者間で事前にコンセンサスをつくっておくことが理想です．「も
し，患者が話すことができず，身寄りも誰もいなかったらどの治療がベスト
だと思うか?」を普段から考えて行動することが大切だと考えています．

　時折，医療者の中でも何が最善か考えきれない中で，家族に判断をゆだね
てしまう場面を見かけます．「来週までに○○(気管切開・透析・胃瘻)するか
どうか家族で決めてきてください」という言葉もよく耳にします．以前そうし
たことを家族に伝えている医師に，逆に聞いたことがあります．「先生はどっ
ちの選択肢が患者さんにとってハッピーだと思いますか?」と聞くと，「うー
ん，わからんねー」と考え込んでしまいました．医師がベストケアがわから
ないような専門的な判断を，患者や家族ができるはずがありません．選択
肢に提示されるということは通常よい治療だろうと患者・家族は判断するで
しょう．

　多くの方が，「苦しむかもしれないけど，とりあえずやってもらうしかない」
と考えるはずです．ソムリエが紹介してくるワインは好き嫌いこそ多少あっ
ても，「誰が飲んでもまずいワインを一応紹介します」ということはあまりな
いですよね．

　選択肢を出す時に完全にフラットでいることはできません．最終的には本
人にとっての最適な治療プランを話し合いの中で提案するのですが，話し合
いの前にある程度計画をしておくべきでしょう．

> **Dr 森田より**
> 　リベタリアン・パターナリズムという考え方で，「あなたの場合は○
> ○がよいと僕は思うけど」くらいの選択肢の重みづけを行う方法です．
> 私の指導医の千原 明先生(昭和16年生まれでもう亡くなっています)が
> よく言っていました—「最近，インフォームドコンセントといって，選択
> 肢だけだして後は選んでくださいっていう医者が増えたんだけど，あ
> れ，無責任だと思うんだよね．自分もよく考えて，あなたに勧めたいの
> はA，でも○○と考えるならB，くらいの重みづけをしないと，医者は
> 責任を果たしていない」．

急変する前に予測をつけておく

　疾患によって起こることが想定されるものについてはあらかじめ準備しておいたほうがよいでしょう．すべてのことを想定することは困難ですが，起こりそうな変化top 1とtop 2は考えておいたほうが，よりよいケアが提供できると思われます．

［ケアのゴールの考え方］

　どこまで治療するか？は3ステージプロトコールという手法を使って，必ず考えるようにしています．これを徹底すればかなり，コミュニケーションや治療方針のずれがなくなる印象がありますのでぜひ現場で使ってみてください．がん領域だとREMAP[1]という方法が，進行がん患者とのケアに関するコミュニケーションを助けるフレームワークとして紹介されています．

　3ステージプロトコールは2020年に考案された比較的新しい理論です[2]．

　3ステージプロトコールで確認，検討することは3段階に分かれています（図1）．なんだ？当たり前のことじゃないか？と思われるかもしれません．ただ，方針がうまく行っていないケースのほとんどが，この順番を守れてないと実感しています．

　まず，ステージ1で病状の認識における，医療者と患者・家族のギャップを埋めます．これはスタートラインに並ぶようなイメージです．

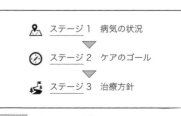

図1　3ステージプロトコール

　次にステージ2で本人の価値観や家族の思いを聞きます．これは向かうべきゴールを指すコンパスのようなものと思ってください．

　最後にステージ3で治療方針をすり合わせます．これはゴールに向かう，行き方の相談だと思ってください．

　治療方針を決定するとき，どこまで治療するか迷うとき，患者・家族とどのように話すかについても，すべてこの順番で話を進めればある程度うまくいくことが多いです．

　この方法を考案した中川俊一医師によるとゲームのステージをイメージされたそうです．ステージ1をクリアしてからステージ2，ステージ2をクリアしてからステージ3へと進んでいくのであり，ステージを飛ばしていくことはできません．

▶ ステージ1：診断と予後を共有する

　これまでに何が起きていて（診断），これから何が起こるのか？（予後）を共有します．ここの認識のギャップがそもそも大きいことが多いです．まずは相手に病状がどう伝わっているかを聞くところからスタートします．

> 　病状は主治医の先生からどのように聞いていますか？
> 　われわれもカルテで内容はしっかりみているのですが，患者さんや
> 　ご家族のお話が伝わっていないことも多くて確認したいのですが

　このような言葉を使って，相手の認識を確認します．ここで大きくギャップがある場合はまだ次には進めません．病状の認識のギャップには以下のようなものがあります．

❶ 病状を理解していない

・主治医の説明がむずかしすぎる．
・本人に病状を伝えないように，家族から主治医にお願いされている．
・がんだと言われて頭が真っ白の中，たくさん説明されて覚えていない．
・主治医が治療や薬の話しかしておらず，病状の進行を把握していない．
・オブラートに包んで病状を説明されており，深刻さが伝わっていない．
・患者は家族に心配させたくないため，家族には何も伝えていなかった．

などがあります．

こうしたギャップをうまないためには可能な限り，シンプルに伝えることです．ゆっくり，はっきり，すっきりした言葉遣いが必要です．

たとえば，このような説明を聞いたことはないでしょうか？

" 血液検査がこちらです．BNPという値，これは心不全かどうか
わかる検査ですが，300でした．これは400を切っていると，
心不全の可能性が低いと言われています．今は酸素が10Lの
状態で切迫しています．このままでは人工呼吸器が必要になる
と思います．また中心静脈という太い点滴も入れないといけな
いかもしれません． "

これは一見，医学用語は丁寧に説明しています．ただ携帯電話の機種変更の説明(非常に長い説明で，むずかしい単語が並んでおり，細かい字の説明用紙を渡され，いろんなプランを説明する)のようになっており，肝心なことがこれではわかりません．

新聞の見出しに一文書くとしたらなんて書くでしょうか？　それくらいシンプルに伝えないといけません．2分ルールといわれていますが，病状の説明はなるべく2分以内に収めるように要約することが大切です．どうしてもわれわれは，臨床推論に合わせた時系列で検査の順番に沿って説明したり，漏れが少ないような臓器別の説明をしたり，医療者同士ではわかりやすいデータの説明がメインになっていることが多いです．患者・家族にはこれらはうまく伝わらないことが多いです．

上の例であれば，

" ○○さんは状態はよくありません．検査の結果，重症の肺炎と
いうことがわかりました．
自分では呼吸が追いつかず，人工呼吸器が必要な状態です．ま
たこのまま亡くなる可能性もあるかと心配しています． "

これを悪いニュースとしてシンプルに伝えます．そして悪いニュースの後に続く，相手の感情の動きに対応します．頭が真っ白な中，話をしても伝わりません．

❷ 予後を理解していない

予後には，時間的予後と機能的予後の2種類があります．

①時間的予後：どのくらいの時間が残されているか？
②機能的予後：今後どんな生活になるか？

　この2つはとても重要で，予後を知ることでやりたいことや優先順位が変わることがあります．また治療方針も変わることが多いです．予後が日から週の単位であれば，手術は控えるけれど，長い月単位であれば手術をしたほうがよいこともあるでしょう．予後のギャップには以下のようなものがあります．

・医師が伝えるのを先延ばしにしていた（次回言おうと思っていた）．
・患者が聞いたが，医師は「わからない」と教えてくれなかった．
・本人には伝えないで欲しいと家族に口止めされている．
・コロナ禍で会えない中，患者がどんな暮らしぶりかわからない．
・患者は認知症が進んで話せない状況かと思っていた．
・今後体力が回復して動けるようになり，家に帰れると思っていた．
・病気さえ治れば，食べられるようになり元どおりに回復すると思っていた．

1. 時間的予後

　とはいえ，時間的予後を知りたくない人がいるのも事実です．まず，

>> 　あとどれくらいの予後か？について主治医の先生から何かお話
>> 　ありましたか？

と聞きます．

　がんの告知は進んでいますが，予後の告知はされていないことが多いです．診断初期に伝えられてからずっと話されていないこともあります．
　そして

>> 　あとどれくらいの時間が残されているか？について，全部ご自
>> 　身で知っておきたいですか？　縁起でもないしそんなことは考
>> 　えたくもないから，聞きたくない．家族に全部任せるという人
>> 　もいますがいかがでしょうか？

と予後について知りたいか本人に聞きます．そのうえで知りたくない人の場合には本人に告知は控え，家族にのみ告知します．本人が知りたい場合には告知します．予後の告知は具体的な数値で言うことはあまり推奨されていません．時限爆弾のようにカウントダウンを始める方もいますし，外

れることも多いからです.

> 　予後は時間の単位でお伝えしています. 年の単位・月の単位・
> 週の単位・日の単位といった具合です. ○○さんの場合ですと,
> …おそらく月の単位かと思います. …

2. 機能的予後

機能的予後は特に大切です. これは患者・家族から出る質問を考えてみるとわかります.

---

①ADL：どの程度動けるか？　トイレに行けるか？　食事がとれるか？　お風呂に入れるか？

②認知機能：話すことはできるのか？　混乱しているのか？　寝ていることが多いのか？

③症状：今後, 症状は繰り返すのか？　それに合わせて薬は必要なのか？

④日常生活支援：長期目線で, 家に帰れる状態か？　家に帰るならどんなサービスが必要か？　医療依存度が高く病院にいる可能性が高いのか？

　こうした内容です. 具体的にここのイメージがずれていると, 話が噛み合いません.

　たとえば, 認知症が頭の病気だとしか認識していなければ, 食べられないことは本人の頑張りが足りないからだとか, 病院が何もしれくれないせいだと考えている家族はとても多いです. 認知症は頭だけの病気でなく全身の病気で, 徐々に暮らしが1人でできなくなる病気であること, 認知症は最後, 食事が認識できなくなり, 食べようとしないこともあることを伝えないといけません.

　また入院すると動く時間が減るため, 筋肉も体重も落ちて, 体力は落ちることも伝えないと, 元どおりに戻ると信じている方が多いです.

> 　今の状況がおそらく一番よい状況です. ここからは体力は落ち
> る一方です. 残念ながら, ご自身で食べることができるように
> はならないと思います.

など, 生活上のイメージが湧く形で説明をします.

　これで初めてギャップがない状態になります. ようやくスタート地点です.

表1　医学的には3種類のケアの目標がある

延命をもっとも重視した治療：
1分1秒でも長く生きる．つらい治療も頑張る．

延命効果を伴った基本的，一般的な内科治療：
つらい治療は受けたくないが，負担の軽い治療なら受けたい

快適さを重視した治療：
長く生きるよりも，できる限り苦痛の緩和や快適な暮らし，自分らしい生活を大切にした治療を受ける．

［木澤義之（編）：これからの治療・ケアに関する話し合い：アドバンス・ケア・プランニング，神戸大学，2018を参考に作成］

▶ ステージ2：ケアのゴールを考える

これは本人の価値観や家族の思いを聞くところです．そんなことを聞いている時間はないという医療者もいるかもしれません．ほとんどの医療者がステージ2を飛ばして3の治療方針に行ってしまいます．それではうまくいきません．食べたいカレーが何かわからない中で入れる香辛料を決めることはできません．「シーフードカレーが食べたくて，辛いのは苦手で，らっきょうは嫌いなので入れないでください」と言われたら，客の好みのカレーが作れそうです．

医学的には大きく分けて，3つのケアのゴールがあると考えています（表1）．本人がどのように過ごしたいのか？　どんな状態にはなりたくないのか？　本人はどの程度苦痛を我慢できるのか？　これらがわからないと，治療方針を決めることは非常にむずかしいのです．

❶ 本人の価値観を探る

つらい治療は受けたくないが，負担の軽い治療は受けたいという方が多いです．人によって「つらい・苦しい」と感じるものは個人差があります．重症心不全に対してNPPVをつけて快適と思う人もいれば，苦しいと感じる人もいます．吸痰に関しても自分から楽になるからとってほしいという人もいれば，首を振って必死に嫌だと抵抗するくらい苦しいと感じる人もいます．人工呼吸器につながったことがあり，そのときの経験がトラウマで，あの治療だけは2度とごめんだと考えている人もいます．こうしたことは患者の経験や考えを聞くしかないことであり，個別性が高い内容です．

その中で患者の価値観や気がかりを探ります.

> ❝ 今の時点で気がかりはありますか？　病気以外のことでもなんでも結構です.
> 緩和ケアを行っていくうえで，病気以外の生活のことや○○さんのことをもう少し知りたいのですが，ご職業はなんでしたか？　ご趣味は？ ❞

などから本人の性格やエピソードが出てくるかもしれません.

> ❝ 今回の病気がよくなることを願っていますし，しっかり治療していこうと思います.　一方で，もしものときのことも医師なので準備しないといけないとも思っております.　縁起でもない話ですが，延命治療のことについて考えたことはありますか？　ご家族と話し合ったことはありますか？ ❞

　このときは「どう思いますか？」と聞かれると答えがむずかしいので，経験について聞きます.　考えたことがあるか？ないか？　「それはどうした場面・シチュエーションで考えられたのですか？」と好奇心をもって探索していきます.　もし経験がなければいくつか価値観や死生観につながりそうな質問をしていきます.

> ❝ もしも意識がない状況で病院に運ばれたら，どうしたいとか考えたことはありますか？　仮に万が一そうなったらどうしたいなどありますか？　こんな状況だったら生きていたくない・死んだほうがマシだということはありますか？ ❞

と具体的に聞くこともあります.

Dr 森田より

　患者に意識がないときに患者の意向を考える場合，過去の意向でよしとするのか，過去の意向も踏まえて「もし今の状態になったとしたら過去の意向も変わる」という前提で今の意向を推定するのかには，解決がむずかしい生命倫理学上の論点があります（ドボーキンとドレッサーの論争）.
　臨床的には，「もう○○しないで逝かせてくれればよい」と言っていた患者さんが，意識のある状態でいざそうなってみると，「(思っていたのと違ったから)○○したい」となったり，家族がもう少し頑張ってほしいと泣いてすがる姿を見て「○○してもよい」となったりすることは珍しくありません.　意識がないと，この「変化」を実際に見ることができませんので，変化を想像して意思を推定するか，そこまではしなくてよいのか，立場の違いがあります.　むずかしいですね(ただ1つの正解はありません).

> 周りで身近で亡くなった方や命に関わる状態だった方はいらっ
> しゃいましたか?

とお聞きすることもあります. ご両親やご友人を亡くした経験や闘病され
ている姿を見た経験は誰しもがもっています.

> なんの病気だったのですか?　差し支えなければ…

　詳しくご家族や友人の闘病や死別の経験をお聞きしていくのはとても重
要です. 延命治療をするかどうかの判断や, 医療機関への不信感や介護の
経験など重要な価値観が眠っています.

❷ 患者と家族の意見は分けて聞く

　また日本では, 患者と家族の価値観や思いの相違はよくあります.

- ・本人は置いてきぼりで, 医療者は家族の気持ちのみ話を聞いている.
- ・患者は苦しい治療は受けたくないと言っているが, 家族が本人を説得しよう
  とする.
- ・患者は延命治療は受けたくないと言っていたが, 家族は延命治療を受けてほ
  しいという.
- ・家で患者の介護をしている息子は「本人の意思を尊重する」と言っているが,
  遠方に住んでいる医療関係者の娘は, セカンドオピニオンの希望がある.

　ここで意見が対立したり, 本人の意見を無視し家族の意見だけを聞くと
うまくいきません.

> ご家族にとっては, 頑張ってほしい, 長生きしてほしいのは当
> 然の思いだと思います. もしご本人だったらどうおっしゃると
> 思いますか?　ご本人が元気でこの話を聞いてたらなんておっ
> しゃるでしょうか?　治療していくのはあくまでご本人なので,
> ご本人ならどう思われるでしょうか?

本人と家族の意見を分けて聞くようにします. ここまでがステージ2の
価値観の聴取です.

　ステージ2のクリア条件は価値観の要約です.

> 今までのお話をお聞きしていますと, ○○さんは農業を続けて
> いくことをもっとも大切にしていて, 一度決めたことは譲らな

いような性格だったんですね．

ご家族の経験もあって延命治療として，ずっと病院で管につながれることは避けたいと考えておられるようですね．

○○さんは正義感が強くて，病院嫌いで，なかなかご家族が促しても病院には行ってくれなくて，ずっと病院で過ごすのは嫌な方だろうなと感じました．

苦しい治療を受けて頑張るよりも，可能な範囲の治療にして，できるだけ苦しくないように過ごすことが大事なのかと思いました．

たとえ命が短くなったとしても，家族と一緒に過ごす時間を大切にしたいと思っておられるように感じましたが，いかがでしょうか？ 　"

▶ 治療方針を決める

　ここで重要なのはおすすめを提示することです．意思決定には大きく分けて3種類あります(表2)．昔ながらのパターナリズムは医療者が決定し，患者が従うという方法です．インフォームドコンセント型は，治療のメリット・デメリット・死亡率・合併症率について客観的に説明し，患者に選んでもらう方法です．患者の自己決定権が尊重されている点はいいのですが，医療において素人の患者が論理的に判断できないことも多いです．

　最近は共同意思決定が主流となってきており，これは患者の希望を聞いたうえで医療者と患者で一緒に決定する方法です．ソムリエが好みの味を聞いて，それに合わせたワインを提供するように，医師も，患者の価値観を聞い

表2　意思決定には3種類ある

①パターナリズム：
過去の経験や最新の知見に基づき医療者が意思決定する．

②Informed Consent インフォームドコンセント：
医療者が患者に選択肢・情報を提示し，患者が自己責任で意思決定する．

③Shared Decision Making(SDM)共同意思決定：
医療者からの情報と共に患者からの情報を含めて患者のニーズに基づき話し合いを重ねて医療者と患者が協働で意思決定する．

てそれに合わせた治療法を提案します．理想的にはここで，心停止時の治療
の話し合いになるはずです．

> " ○○さんのお気持ちを聞いていると○○な治療が一番よいと思
> いますがいかがでしょうか？（じゃあそれで…）そうさせてもら
> いますね．
> この状況だと心臓マッサージまではしない範囲での治療が，
> ○○さんにとって一番よいと思います．本人の負担にならない
> ような治療は続けます．
> つらくないように最大限サポートさせていただきます． "

 私のプラクティス

～外来時からACPを始める～

　ACPは12ヵ月以内に亡くなってもおかしくないと思われる患者に行うこと
が勧められています．一方，心停止時の指示の話し合いは，いつ行えばよい
かはわかりません．米国では法律で必ず話し合うことになっていますが，日本
ではそうなっていません．死の現実味がない中で，具体的な指示についての
み話し合うことも望まれません．ACPが行われていて，しっかり現場の医療
者や家族と共有されていれば，あとは現場で考えて，臨機応変に対応すると
いうのが理想です．

　しかし，実際には患者の意向がどこに記載されているかわからない，対応
する医療者がパニックになりどうすればよいかわからないなど，色々な問題が
生じます．そのため，看護師からDNRの確認をお願いしますと言われてしま
うことが現場では発生します．

　筆者は落としどころとして，外来でACPを充実させておきます．その中で
延命治療の考えや近親者の死別の経験から，希望がはっきりしていればDNR
の記載まですることがあります．最低限，この入院中に亡くなってもおかしく
ないと思われる方には，3ステージプロトコールに沿って話をして最後に心停
止時のことも話すようにしています．もちろん，この入院中に亡くなることが
予想されない方が急変することもあります．これはまさに予期してない急な変
化なので救命することになります．予期してない方にまで無理やりDNRを
取る必要はないと考えています．予後がもともと短い患者の予期しない急変時
は，そのままお看取りとなることも多くモヤモヤすることがあります．

　またおすすめを提示する際には，医療者の中でのベストケアを考えたうえで話し合いに臨むことをお勧めします．日本人はOMAKASE（お任せ）と言われるほど，判断を自己決定することが少ないです．「先生にお任せします．先生の親だったらどうしますか？」と言われたことはないでしょうか？　これに対して，「私の親と患者さんは違うのでわからない」と言うことは簡単なのですが，この質問の真意は「ベストの選択肢はなんなのでしょうか？」ということかと思います．「私の親と患者さんは違うのでわからないので，もう少し患者さんのことを教えてほしいのですがどんな方でしたか？」とステージ2の本人の価値観を引き出すこともできるでしょう．

　以上のように，必ず3ステージの順番で面談や治療方針を進めていきます．うまくいかないときはどこかでずれが生じています．クリアできてないステージに戻る必要が出てきます．

　1回の面談ですべてのステージが終わるとは限りません．悪いニュースで頭がいっぱいで，話を進めるのがむずかしそうということもあります．そのときはステージ1だけ，ということもあります．常に治療方針はゴールに合っているか？　目標を達成できるか？という視点で考えることが重要です．

［身体の急な変化に対応する］

　この3ステージプロトコールを用いて，死亡直前期にどこまで治療をするか？について見ていこうと思います．いずれもエビデンスは乏しく，ケアのゴールにあった治療方針が必要になります．

▶ 死亡直前期の発熱[3]

　死亡直前期の患者の発熱時は感染症の場合もあれば，腫瘍熱のような非感染症のこともあります．非感染症の発熱には腫瘍熱・薬剤熱・静脈血栓症・偽痛風など，さまざまなものがあります．腫瘍熱と診断するには1日1回以上の37.8度以上の発熱があり，2週間以上続くことが条件となっています．

　実臨床では，死亡直前期に2週間待つことはあまりなく，感染症かそうでないか？という判断が重要かと思われます．感染症は急性発症でぐったり（sick appearance）することが多いです（そうでない人もいるので注意は必要）．急に食事がとれなくなったり，寒気や悪寒戦慄があったりする場合に

は，感染症を疑います．非感染症の場合は，熱はあるけれど，けろっとしていて，食事もとれるということが多いように感じます．もちろん，非感染症と思っていた人が，実は感染症だったということもあるので注意は必要です．ひとまずクーリングで熱を下げることは本人の苦痛緩和につながります．アイスパック・扇風機・冷却毛布などを使うことが効果的です．

> **Dr 森田より**
> それほど頻度が高くありませんが，中枢性高熱といって，亡くなる前に40度近い高熱が続くことがあります．視床下部の血流障害といわれており，warm trunks/cool extremities と呼ばれ，死亡が迫っている兆候とされます．クーリングで対応します．

また感染症でも非感染症でも，解熱薬の使用は有効です．アセトアミノフェンやNSAIDsを使用します．このときに注意するのは血圧です．解熱薬は血圧低下の副作用がよく知られています．高齢患者で，低体重で代謝が落ちていたり脱水状態だったりする場合には，通常量では効きすぎることがあります．

また血圧が測定できず発熱している場合は，解熱薬の使用後に亡くなるというシナリオを避けたいという心理から，クーリングのみの対応となりがちです．

ステロイドは解熱効果があるといわれていますが，ほとんどが頭部外傷についての文献で，死亡直前期の発熱に対する解熱効果についてのエビデンスは乏しいです．

▶ 死亡直前期の感染症[4]

感染症の場合は抗菌薬投与で比較的簡単に治療が可能なことが多いです．解熱効果もあり，末梢からの点滴だけであればそこまで負担は大きくないかもしれません．ただ，人によっては，針を刺されることが嫌だ，点滴を抜いてしまうため拘束されて苦痛があるということもあります．また，治る見込みがない繰り返す感染症であれば，抗菌薬治療が，救命でありながら，人によっては延命治療と捉える人もいるかもしれません．治療を行う利益と負担のバランスを考えて抗菌薬投与を行うかどうかが決まります．具体的な目標があり，

そこまでの間は治療を頑張るのであればゴールにあった治療と考えられます.

感染症では肺炎,尿路感染症,胆管炎などが予測されることが多いです.起因菌に応じて抗菌薬の選択を行うのですが,治療の負担に鑑みての抗菌薬選択が望ましいでしょう.抗菌薬はセフトリアキソン1g/日を使用することが多いです.患者側の負担が少ないのが最大のメリットです.通常の抗菌薬は1日3回内服や4回点滴をすることが多いですがセフトリアキソンは1日1回でよく,耐性もできにくいというメリットがあり,在宅医療でも重宝します.また皮下注射として抗菌薬を利用できることも大きなメリットです[5].

皮下注射が可能な抗菌薬としては,βラクタム系,モノバクタム系,クリンダマイシン,アミノグリコシドが経験的に使用されています.セフトリアキソンに関しては10例の後ろ向き検討ですが,奏効率70%,有害事象はなかったことが聖隷三方原病院ホスピス科から報告されています.ESBL産生菌が検出されている場合は1日2回のセフメタゾールを皮下注で使用することがあります.

▶ その他の症状

死亡直前期の他の症状では,とくに出血や窒息に気をつける必要があります.ある程度,原疾患から予測を立てておくことが重要です.頭頸部がんの場合は出血や窒息が起こり得ますし,脳転移がある場合は痙攣が起こる可能性があります.

❶ 出血時

出血といっても色々な部位からの出血があります.進行がん患者の10〜20%で発生し,大きく分けて2パターンあります.

①局所のがんによる出血
②全身状態(血小板減少など)による出血

大出血の24〜48時間以内に警告出血を見ていることが多いです.

対応として大切なことは医療者が焦らないことです.患者にとっても不安が強いものですので,あらかじめ準備しておくことが重要です.どの程

度介入するかは予後と患者のケアのゴールによって異なります．外科手術
や放射線科と協力して患者/家族と放射線照射，IVR，内視鏡的止血など
の手技について事前に話し合っておくことが理想的です．

　まずは抗凝固薬・抗血小板薬を使用している場合は中止します．出血部
位が重力に逆らうようにします．頭頸部であればベッドアップしたほうが，
出血は止まりやすいでしょう（血圧が低い場合は意識消失のリスクがある
ので注意が必要です）．またPPE（手袋/エプロン/マスク/アイシールド）で
血液の被ばくを避ける必要があります．あったかい毛布（出血後寒くなる）を
かけたり，濃い色のタオル（黒タオル）で出血を隠したり（白タオルに真っ赤
な血よりは心理的苦痛が少ない）することは心理的な配慮として重要です．

> **Dr 森田より**
> 　英国のホスピスの本に，しばしば，「まず茶色いタオルを準備する」と
> 書いてあって，なんのことかなと若いころに思っていたのですが，血液
> の色をわかりにくくするという意味だと知り，英国っぽい〜〜と思いま
> した．

　局所（頭頸部がんや乳がん）からの出血の場合，何よりも重要なことは圧
迫止血です．1,000倍希釈ボスミン®（0.1%外用）を浸透させたドレッシング
剤（ボスミンガーゼ）で直接出血点を押さえて圧迫することが重要です．止
血時にトラネキサム酸の内服や点滴を検討してもよいでしょう．輸血やビ
タミンKの点滴も検討されるかもしれません．

❷ 喀血・窒息・頭頸部がんの出血が止まらないとき

　まずは口の中が血だらけの場合は可能であれば大口径の吸引器（口をす
ぐに綺麗にできるように）を使用します．進行がん患者の致死的な出血時
は突然の経過で死に至り，患者も医師も非常に不安になります．その場合
は緊急的に，鎮痛薬や鎮静薬を以下のように使用します．

> ・呼吸困難に対してモルヒネ2〜5mg（0.2〜0.5mL）を皮下注
> ・呼吸困難・窒息により耐えがたい苦痛が考えられる時は緩和的鎮静としてミ
> 　ダゾラム2〜5mgを皮下注

❸ 輸血をいつまで続けるか

血液製剤の使用指針には，不適切な使用という項目に，終末期患者への投与について以下のように記載されています(H31年血液製剤使用指針)．

> 終末期の患者に対しては，患者の意思を尊重しない延命措置は控える，という考え方が容認されつつある，輸血療法といえども，その例外ではなく，患者の意思を尊重しない投与は控える．

「終末期」の定義がはっきりしないので，医療者の判断に任されています．輸血は通常負担の少ない治療になります．ケアのゴールや輸血により症状が緩和されるかに合わせて治療を行うかどうか決めることになります．頻回の輸血が必要なほど，腫瘍による貧血があれば，医療資源の適正という観点から控えたほうがよいと考えられることが多いです．

トワイクロス先生の『がん患者の症状マネジメント』では，輸血により少なくとも2週間の効果の持続が期待できる場合，貧血の症状が改善する場合，患者が輸血とそれに必要な血液検査に同意する場合に輸血を行うことを推奨しています．一方で，輸血であまり症状緩和ができていない，死が差し迫っている，患者の死を遅らせているだけの輸血，何かしなくてはならないと思う家族からの要求を根拠とした輸血は禁忌としています．

Column

輸血は無意味なのでやめましょう？

以前にICUで「輸血はこれ以上は無意味なのでやめようと思います」と家族が説明されている場面がありました．「限られた資源なので輸血はそろそろやめる」と医師が言うと，家族は，「本人が生きるか死ぬかっていうときだからこそ限られた資源を使うのじゃないのか！ 意味はあります．意識がなくても生きているんだから！ やめたら死ぬんですよね」と医療者と家族で口論になっていました．

意味がないことを無益性と言います．無益性をもって医療者同士で議論をするのはよいのですが，家族に無益性を強調した説明をするのは危険だと思います．また，限られた資源だから控えるというロジックも，病気が進行して亡くなることを認識できていない家族に説明してもなかなか納得は得られないでしょう．

　「輸血をする・しないで亡くなるわけではなく，病気が進行しているから亡くなりそうな状況です」と説明する必要があります．どうしても，治療の有無や・治療の判断・医療者の行為のために亡くなると考える方が多いですが，このような場合は，問題と人や行為を切り離すことが重要です．「治らない病気のせいで貧血が止まらず，亡くなる寸前である」ことが問題と捉え直すことで，医療者も家族も心が楽になります．

❹　痙攣時

　脳腫瘍患者の35～50％は人生の最後の1ヵ月で発作が起きます[6]．発作を起こしたことがない患者には抗痙攣薬の適応はありません．終末期の脳腫瘍患者では意識障害や嚥下困難は一般的です．バルプロ酸散剤など可能な限り経口投与ができるうちは続けます．余命が短い場合はそのまま中止も検討することが適切な場合もあります．ほとんどの薬は中止可能ですが，痙攣の予防薬は続けることが推奨されています．内服ができなくなったら，レベチラセタムの皮下注射やジアゼパムの坐剤を使用します．

　ジアゼパムの直腸投与は0.2mg/kgを発作が止まるまで1時間ごとに繰り返すことができます．ダイアップ®坐剤は4，6，10mgと製剤があります．海外の文献では10～20mg使用すると記載がありますが，小柄な超高齢の日本人では量が多すぎるかもしれません．筆者は体重40kg未満なら6mgを使用し，40kg以上なら10mgを使用しています．頻繁に発作が起きる場合はジアゼパムの定期投与をするとよいかもしれません．難治性の痙攣の場合はミダゾラム2～5mgの皮下注/静注を検討します．

　家族は痙攣発作の再発をとても恐れています．とっさに患者の口にタオルをかませたりすることがあります．薬剤投与により，眠ってしまうことや血圧が下がったりする可能性があることは伝えておかなければなりません．

　在宅の患者の場合は出血時や痙攣時に搬送するかどうか，どのように対応するかを家族と在宅医療従事者と相談しておくことも重要です．

文献

1) Childers JW, et al：REMAP：A Framework for Goals of Care Conversations. J Oncol Pract **13**：e844-e850, 2017
▷ ケアのゴールの話し方についての論文です．Vital talk やUp to date でも推奨されているアプローチです．

2) Lu E, et al：A "Three-Stage Protocol" for Serious Illness Conversations：Reframing Communication in Real Time. Mayo Clin Proc **95**：1589-1593, 2020
▷ ケアのゴールの話し方について，現場でより使いやすいアプローチが記載されています．

3) Fever Near the End-of-Life. Palliative Care Network of Wisconsin,＜https://www.mypcnow.org/fast-fact/fever-near-the-end-of-life/＞
▷ 死亡直前期の発熱についてのサマリー(キーポイント集)です．

4) Antimicrobial Therapy at the End-of-Life. Palliative Care Network of Wisconsin,＜https://www.mypcnow.org/fast-fact/antimicrobial-therapy-at-the-end-of-life/＞
▷ 死亡直前期の抗菌薬についてのサマリー(キーポイント集)です．

5) 小田切拓也ほか：緩和ケア病棟における，セフトリアキソンの皮下点滴使用と奏功率．Palliat Care Res **9**：121-124, 2014
▷ 緩和ケア病棟におけるセフトリアキソンの皮下点滴について，日本からの報告です．

6) Seizure Management in the Dying Patient. Palliative Care Network of Wisconsin,＜https://www.mypcnow.org/fast-fact/seizure-management-in-the-dying-patient/＞
▷ 死亡直前期の痙攣についてのサマリー(キーポイント集)です．

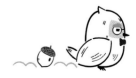

3. 苦痛が取り切れないときに 考えること
─もう寝かせたほうがいい？

これで脱・初心者！
つまずきやすいポイント

① 緩和的鎮静は安楽死とは異なります.

② 本当に治療抵抗性なのか？　今一度検討し，鎮静の開始については相応性を考えたうえで，1人で決めないようにしましょう.

③ セルフケアのための「境界線」を知っておきましょう.

緩和的鎮静は安楽死ではない

「早く楽にしてほしい．眠らせてほしい」と言われたことはないでしょうか？あらゆる緩和ケアを講じても苦痛がどうしても取りきれないときには緩和的鎮静を考えます．治療抵抗性の苦痛に対する最後の切り札といってよいでしょう.

　具体的には,

> ①痛み・呼吸困難・せん妄などの症状が難治性で緩和ができないとき
> ②大量出血時・痙攣発作が止まらないとき
> ③気道閉塞し窒息するとき

などの治療抵抗性の苦痛に対して緩和的鎮静を考慮することになります.

　まずは緩和的鎮静と安楽死の違い（表1）をしっかり把握することが重要です.

表1 緩和的鎮静と安楽死の違い

	鎮静	安楽死
目的	苦痛の緩和	患者の死亡
方法	苦痛が緩和される 最小限の鎮静薬投与	致死量の薬物投与
望ましくない結果	患者の死亡	患者の生存

　表1の3点(①目的, ②方法, ③望ましくない結果)が大きく異なる点です. また鎮静により生存日数に有意差がないという研究もあり, 命を縮めることもあまりないと考えられています. 実際には持続的な深い鎮静と安楽死との境界はグレーゾーンであるという意見があります. 全身状態がよく, 経口摂取はできており, 死期が迫ってない患者への持続的深い鎮静は, 実際には水分や食事も止まることが多く, 生命を短縮する意図があるのではないかという意見です. そのため, 緩和的鎮静を行う際には安楽死とは異なることを説明する必要があります. 患者・家族は, 緩和的鎮静を安楽死と勘違いしていることがよくあるからです(詳しくはColumn「緩和的鎮静」p.144参照).

本当に治療抵抗性か？　鎮静の開始は1人では決めない

　治療抵抗性の耐えがたい苦痛が疑われたときの基本的な考え方は, 日本緩和医療学会の「がん患者の治療抵抗性の苦痛と鎮静に関する基本的な考え方の手引き2018年版」(以下, 「鎮静の手引き」とする)のフローチャートを参考にしましょう.

　このフローチャートに沿って対応を検討するとき, 以下を意識するのが重要です. p.134から詳しく解説していきます.

①治療抵抗性の苦痛であることを確認する.
②医療者間で適応を検討する(他の治療方法の検討や, 予後予測も含む).
③鎮静の目的・方法・使用する薬剤や投与量を検討する.
④本人や家族などと鎮静について話し合う.

3 セルフケアのための「境界線」を知っておく

患者が苦しいと医療者も苦しい

　筆者が最初に担当した患者から，「早く殺してくれ」と頼まれたことがありました．

　冗談が大好きな方でいろいろ話す仲でした．大腸がんの末期で日に日に状態は悪化していき，何も治療することができない無力感と，助けてほしいという目で見られていたことを今も鮮明に思い出します．非常につらい体験でした．

　ある日，「眠らせてほしい」と言われ，「こんなにきついなら寝ているほうがよいだろう」と考えてミダゾラムを準備しようとしました．そのときに緩和ケア科の看護師から，「苦しいのは患者さんもそうだけど，医療者が苦しいのではないか？」と声をかけられたのです．

　この考え方は衝撃的でした．スピリチュアルペインは病気ではなく，死に向かう中で本人が向き合う課題，という考え方があるとも言われました．確かに，自分が患者に何もできずに会いに行くのは苦しいと感じていたのです．翌日，その患者からは「変なこと，困らせるようなことを言ってごめんな」と謝られました．

　こうした場面ではセルフケアについても意識することが重要です．とくに，「境界線」と「転移—逆転移」については知っておいたほうがよいと思いますのでp.141から紹介します．

Dr森田より
　「眠らせてほしい」で気をつけないといけないのは，「死にたい」も同じなのですが，cry for help（助けを求める表現）の場合が多いということです．眠りたいわけではなくて，「○○の苦痛がとれればいいのに」というのが根底の願いですから，眠る前に他の方法はないか探すことを意識するとよいと思います．

［鎮静とは］

鎮静には大きく分けて2種類あります．間欠的鎮静(intermittent sedation)と持続的鎮静(continuous sedation)の2つです．持続的鎮静はさらに，調節型鎮静(proportional sedation)と持続的深い鎮静(continuous deep sedation)の2つに分かれます．

▶ 間欠的鎮静

間欠的鎮静とは，「鎮静薬によって一定期間(通常は数時間)意識の低下をもたらした後に鎮静薬を中止して，意識の低下しない時間を確保しようとする鎮静」を指します．具体的にはせん妄や呼吸困難，痛みなどの治療抵抗性の苦痛に対して，苦痛を緩和するために鎮静薬を数時間投与し，就眠・鎮静を得た後に鎮静薬を中止することを指します．

▶ 調節型鎮静

調節型鎮静とは，「苦痛の強さに応じて苦痛が緩和されるように鎮静薬を少量から調節して投与すること」を指します．具体的には，鎮静薬(主にはミダゾラム)を少量から増量して，患者の苦痛が緩和される最小の量を投与することを指します．鎮静薬の投与量を調節する基準は，患者の意識水準ではなく，苦痛の強さです．患者の意識が維持された状態で苦痛が緩和される場合もあり，苦痛が強い場合には苦痛にあわせて鎮静薬を増量した結果として，患者の意識が低下してはじめて苦痛が緩和される場合もあります．

調節型鎮静は，苦痛の強さを指標にして鎮静薬の投与量を調節するということを明らかにすることから，意識の水準を指標とした「浅い鎮静」という表現を用いなかったようです．

▶ 持続的深い鎮静

持続的深い鎮静とは「中止する時期をあらかじめ定めずに深い鎮静状態とするように鎮静薬を調節して投与すること」を指します．鎮静薬の投与量を

調節する基準は，患者の意識 であり，深い鎮静から覚醒不可能の水準を指します．「中止する時期をあらかじめ定めずに」と定義するのは，鎮静を開始する時点で「患者の死亡まで（必ず）深い鎮静を維持する」と明確に意図するのではなく，状況を定期的に確認して「苦痛が緩和されていない，または深い鎮静を中止したら患者の苦痛が再燃して不利益となる（であろう）から深い鎮静を継続する」と考えることが妥当であるからです．

Dr森田より
　「死亡まで」が定義に入っていないことに注意してください．日本のpracticeでは，もし，深い鎮静ではじめたとしても，患者さんが「苦しくなく」目を開けはじめたら，「ああ失敗した，鎮静を深くしよう」とすることはなく，「ああよかった，苦しくなさそうでコミュニケーションもとれるね」となると思います．専門的には，この時点で調節型鎮静に移行しているというのですが，「深い鎮静は，何が何でも死亡まで深い鎮静を維持することを目標としているわけではない」（苦しい期間だけ深い鎮静になっている）ということを意識してください．

　2つの持続的鎮静の大きな違いはコミュニケーションがとれるかどうかです．苦痛である様子は患者にとっても家族にとっても苦痛です．声をかけたら起きる程度の鎮静度はコミュニケーションがとれます．この鎮静度を目指すことが理想的でしょう．状況に応じて持続的な深い鎮静を行います．

［実際にどのように鎮静を行うか？］

　「鎮静の手引き」にあるフローチャート（図1）に沿って考えていきましょう．

▶ 治療抵抗性の苦痛か？

　まず，治療抵抗性の苦痛とは何か，を明らかにしておきましょう．治療抵抗性の苦痛（refractory symptotm）と判断されるには，①すべての治療が無効である，②治療の代替手段がない，ことが必要です．十分な評価や治療を行わずに安易に治療抵抗性と判断するのは危険です．1人で判断するのも避けたほうがよいでしょう．チーム全体，経験のある専門家を含めて判断することが望ましいです．トータルペインの緩和ケアが最大化されているかを確認しましょう．間欠的鎮静を患者と相談して行うことも検討します．

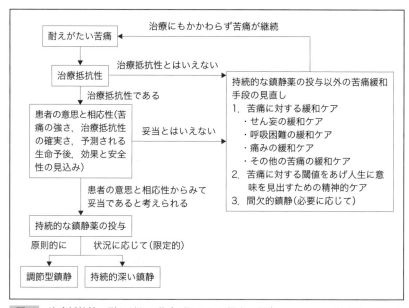

図1 治療抵抗性の耐えがたい苦痛が疑われた場合の対応についての，基本的な考え方のフローチャート

[日本緩和医療学会（編）：がん患者の治療抵抗性の苦痛と鎮静に関する基本的な考え方の手引き 2018年版，金原出版，p19，2018より許諾を得て転載]

Dr 森田より

Refractory というのは，pain refractory to all available palliative measures（すべての緩和治療をしても緩和できなかった痛み）のように用いられる語で，intolerable（耐えがたい）とは異なります．緩和する治療手段がないということを意味します．

▶ 医療者間で適応を検討する（他の治療方法の検討や，予後予測も含む）

緩和的鎮静の適応は以下のとおりです．

①治療抵抗性である．
②生命予後が日〜週単位と予想される．
③患者にもたらすメリットがデメリットを上回る．
④患者・家族の希望がある．

135

　次に予後がどの程度か推測します．予後が月単位など長いことが予測される場合は適応になりません．鎮静によるメリットとデメリットを比較する必要があります．とくに深い鎮静だと苦痛緩和のメリットは得られますが，家族とのコミュニケーションが取れなくなるというデメリットがあります．

❶ 緊急で緩和的鎮静が最初から適応となる場合

　大量出血時・痙攣発作が止まらないとき，気道閉塞し窒息するときなどは緊急で最初から鎮静が必要でしょう．苦痛の強さが著しく，治療抵抗性であることが確実で，予後が時間から日単位である場合は鎮静のメリットがデメリットに優ります．鎮静薬としてはミダゾラムを投与することが多いです．詳しくは他項目(第3章2)も参考にしてください．

❷ 精神的苦痛に対する適応はあるか

　世界的には鎮静の適応として不安/心理的苦痛(40%)，呼吸困難(35%)，せん妄/動揺(14%)が報告されており，心理的苦痛に対しての緩和的鎮静もみられます．ただし，スピリチュアルペインに対する緩和的鎮静がよいかどうかは議論が分かれます．

　緩和的鎮静は間接的安楽死と呼ばれることがあります．1991年の東海大安楽死事件では違法性阻却の4要件として，①患者が耐えがたい肉体的苦痛に苦しんでいる，②死が避けられず，死期が迫っている，③肉体的苦痛を除去・緩和するために方法を尽くし，他に代替手段がない，④生命の短縮を承諾する患者の明示の意思表示がある，を挙げており，違法ではないというためにはこの4つの条件が満たされる必要があります．

　精神的苦痛に対しては記載がなく，現在の日本では法的妥当性や違法性を阻却する要件が十分に議論されてないので注意が必要です．まずはスピリチュアルペインに気づき，スピリチュアルケアを行うことが重要です．

Dr 森田より
　精神的苦痛だけを対象として鎮静薬によって深い鎮静をもたらしてそのまま死亡に至った場合（身体的苦痛がまったくなかった場合），それで生命予後が縮まったとみなされるならば，間接的安楽死の要件からは法律上，妥当化することはむずかしいといえます．詳細は「がん患者の治療抵抗性の苦痛と鎮静に関する基本的な考え方の手引き（2023年6月発行予定）」をご覧ください．

▶ 鎮静の目的・方法・薬剤の検討

❶ 目的と方法

　医療チーム内で，鎮静の目的は苦痛緩和であり，死期を早めるものではないことを再確認します．方法としては，主にミダゾラムやフルニトラゼパムの経静脈投与により行われます．在宅などの注射薬を使用できない環境では，ジアゼパム坐剤，ブロマゼパム坐剤のベンゾジアゼピン系坐剤を代替薬としています．そのほか，海外の文献ではプロポフォールが紹介されています．集中治療室など使い慣れた場所では切れ味もよく，鎮静が図れるのでよい選択かと思います．

　またレボメプロマジン・クロルプロマジンも緩和的鎮静の薬剤に入れている文献があります．これは定型の抗精神病薬で，せん妄の薬剤として鎮静作用が強めですがよく使われています．日本緩和医療学会の「鎮静の手引き」では，鎮静と呼ぶかどうかの議論があると紹介されています．

❷ 鎮静薬の処方例

　具体的には以下が挙げられます．

- ・ミダゾラム0.5〜1mg，皮下注を単回投与後に0.5〜1mg/時間の持続投与
- ・フルニトラゼパム0.1〜0.2mg/時間の持続投与
- ・ジアゼパム坐剤4〜6mg/回投与
- ・フェノバルビタール坐剤50〜200mg/回投与

　実際にはミダゾラムを使う施設が多いと思われます．循環呼吸抑制が少なく調節性がよいからですが，長期使用する際は耐性化に気をつける必要があります．

▶ 本人や家族などと鎮静について話し合う

　鎮静の希望があるのは本人なのか，それとも家族なのか．死亡直前期では判断があいまいになりやすいように感じます．本人は意思決定能力が十分あるのか，苦痛が緩和されておらずせん妄のような状態で言っているわけではないのか，希望する内容に一貫性があるのか，以前からそのような希望をしていたのか，などを可能であれば確認しておきます．周りの医療者や家族の精神的苦痛による緩和的鎮静ではないかを確認しておく必要もあるでしょう．本人・家族・医療チームでベストなケアを考えたうえでの判断である必要があり，「鎮静の手引き」に従った判断であることや診療録への記載が不可欠です．

［診療録への記載と鎮静開始後に行うこと］

▶ 診療録への記載

　持続的な鎮静をする場合は，チームで判断したことやプロセスを記録しておく必要があります．「鎮静の手引き」では表2のように記載することが勧められています．

▶ 鎮静開始後にすべきこと

❶ 予後予測の再評価

　鎮静は患者が亡くなるまで続くことを前提としているわけではありません．予後予測が外れている場合もあります．予想よりも長期間がんばられている場合には，診断が合っているのか再評価する必要があると筆者は考えます．場合によっては採血を行い，予後評価を再度行います．

表2	診療記録に記載するべき内容

1　目　的
　　鎮静薬の投与は苦痛の緩和を目的として行われていること
2　治療のプロセス
　1）苦痛が何か
　2）苦痛が患者にとって耐えがたいと判断した理由
　　患者に確認した，患者が意思表示できない場合は一般的に耐えがたい苦痛と判断された，など
　3）苦痛を治療抵抗性と判断した根拠
　4）予測される患者の生命予後とその医学的根拠
　5）鎮静を実施するうえで相談した他職種や専門家がいる場合，その過程
　6）患者の状態や苦痛を継続して評価した過程
　　特に鎮静薬の増量をした場合は増量した理由
3　説明と同意（検討するべき説明内容についてはP71を参照）
　1）患者に伝えられた情報と意思表示
　　患者に説明した内容，それに対してどのような話し合いを行い，最終的に患者はどのような希望を表現したか．患者に意思決定能力がない場合には鎮静を希望することが推測された理由
　2）家族に伝えられた情報と意思表示

［日本緩和医療学会（編）：がん患者の治療抵抗性の苦痛と鎮静に関する基本的な考え方の手引き
2018年版，金原出版，p.76，2018より許諾を得て転載］

❷ 鎮静中も継続的な本人・家族などのケアを行う

　鎮静中は患者が寝ていることもあり，医療者によるケアが疎かになることがあります．死亡直前期であってもケアの見直しを適宜行うことはとても重要です．体位変換や吸引は場合によっては患者の苦痛にしかならないことがあります．

　家族の気持ちは揺れるものです．本当にこれでよかったのだろうか？と悩んでいるケースも少なくありません．しっかりベッドサイドへ足を運び，家族の疑問や不安に耳を傾けることが大切です．

・・

症例

肺がん，70歳男性，特発性肺繊維症の既往あり

　病状の進行により，全身倦怠感，食思不振があり，薬剤の内服もできない状態だった．呼吸困難に対して酸素10L投与しているがSpO_2 88%，呼吸数40回であった．モルヒネ0.1mg/時間の持続皮下投与も行われていた．

　送風療法のために手持ちの扇風機を設置した．不安時にはロラゼパムの内服をしていた．多い痰に対してはブスコパン®を使用されていた．夜間の間欠的鎮静を行うと「眠れる感じがした」とのことであった．それでも本人は呼吸困難が取れず，「1日中眠くてもいいからとにかくキツさを取ってほしい」と懇願していた．

①治療抵抗性か？

　1型呼吸不全による低酸素血症であった．治療可逆性のある疾患は否定されていた．HFNCは適応となり検討されたが，すぐに使用することができなかった．NPPVに関しては拘束感があり，本人は絶対に使いたくないと意志を表明していた．

　モルヒネの持続投与量は内服で48mgに換算され，呼吸困難に対して使用する量としては充分量使用されている状況だった．非薬物的に呼吸困難の緩和ケアで行えることはあまりない状況であった．

②医療者間で適応を検討(他の治療方法の検討や，予後予測も含む)

　内服ができない状況となっており，予後は日から週単位が予想された．身体的にも耐え難い苦痛であり，医療チームで緩和的鎮静が妥当と判断した．

③鎮静の目的・方法を決める・使う薬剤や投与量を検討

　・目的は苦痛緩和

　・調節型鎮静としてミダゾラムを使用した．

　・ミダゾラム0.25mg/時間持続皮下注射を開始した．まず，0.5mgを早送りで投与し，意識レベルと苦痛をモニタリングしながら適宜調整した．

④本人や家族などと鎮静について話し合う

　眠くてもよいということで，声をかけたら起きる程度の鎮静を目指す方針とした．医療チームで判断したことに関して，「鎮静の手引き」に則ったカルテ記載を残した．また，鎮静開始後も予後予測の再評価，本人・家族のケアを継続的に行った．

・・

[セルフケアのために知っておきたい知識]

▶ 境界線

「境界線」とは，信頼する患者と配慮する医療者との関係において相互に理解された，暗黙の物理的・感情的な限界のことです．重病の患者をケアするときには感情が移入しやすいでしょう．境界線を意識することはセルフケアにおいてとても重要ですが，以下のような場合は境界線があいまいになってしまうかもしれません．

- ・患者/家族からの贈り物を受け取る・患者/家族への贈り物を渡す.
- ・患者が医療者の自宅の電話番号やその他の個人情報にアクセスする.
- ・患者/家族が，医療者が医療の場面以外でケアを提供したり，社交的であることを期待する.
- ・患者/家族が医療提供者に祈りに参加するよう要求する.
- ・医療提供者が患者/家族に過剰な個人情報を明かす.

自分の中の境界線をセルフモニタリングし，内省することが重要と言われています．要求された行動を拒否することは，思いやりがないことと同一ではありません．

▶ 緩和ケアにおける逆転移

「転移─逆転移」を認識できないと適切なケアを行えないため，重要な認識のポイントです．

❶ 転移：患者⇨医療者

転移とは，患者の感情，態度，欲求が無意識のうちに臨床家に向けられるものであり，多くの場合，これまでの患者の人生における親密な個人的関係に依拠するものです．

例：患者のこれまでの人生での経験から，医療不信に陥る，無益性の高い治療を要求する，医療者を子供のように思う，など

❷ 逆転移：医療者⇨患者

逆転移とは，親密で個人的な関係に関する臨床家の感情，態度，願望が，無意識のうちに患者に向けられてしまうものです．

例：医療者のこれまでの人生での経験から，患者を避ける，自分の家族の病気を思い出してつらい，患者との関係に入り込みすぎる，など

逆転移がありつらさを感じるときにどのように内省するかについては以下の対策があります．

①感情に名前をつける．
②感情を一般化する．
③感情によって引き起こされる行動に名前をつける．
④信頼できる同僚と定期的に相談する．

Column

筆者の勉強法

　Up to dateの緩和ケアの項目は非常に充実しています．かゆみ・嚥下障害など症候も詳しく，また末期腎疾患・肝疾患・神経疾患など非がんの緩和ケアの方法・セッティングによっては救急外来・集中治療室・在宅医療・ホームレスなども充実していることが特徴的です．

　また，FastFactsというWisconsin大学の緩和ケアグループのホームページにはトピックが非常に豊富です（https://www.mypcnow.org/fast-facts/）．コンパクトで簡単に読むことができるのでさっと調べることができておすすめです．非常にコモンなトピックから，まれな病気の緩和ケア，コミュニケーション関連で悩むトピック（奇跡を信じたいと言われたらどうするか？）に重宝しています．

　がん以外の緩和ケア・あまりコモンではない症状緩和・コミュニケーションで困ったときには筆者はこの2つのサイトを愛用しています．筆者は救急集中治療領域の緩和ケアを専門にしていますが，最初，日本語のものがなく非常に困りました．この2つのサイトや既存のガイドラインを読み込み，海外の緩和ケアのエキスパートと定期的に対話することで，日本にいながら救急集中治療領域の緩和ケアを勉強し実践することができるようになりました．

　目の前の患者の苦痛緩和の方法を自分が知らないだけではないか？と考えて調べることは重要だと思います．

文献

1) 日本緩和医療学会（編）：がん患者の治療抵抗性の苦痛と鎮静に関する基本的な考え方の手引き 2018年版，金原出版，2018
  ▷ 緩和的鎮静の具体的な行い方，倫理的な面，法的な面がまとめられています．命に関わる内容であるため，当院はオリジナルでこうしているということが少ない分野です．指針を把握して指針に沿って行うことが重要だと考えています．

2) Countertransference in Palliative Care Practice：What's a Clinician to Do？ Center to Advance Palliative Care,＜https://www.capc.org/blog/countertransference-in-palliative-care-practice-whats-a-clinician-to-do/＞
  ▷ 緩和ケアにおける逆転移について医療者はどう振る舞うか？について，CAPC（米国の緩和ケアのオンラインリソース）に記載があります．

3) Transference and Countertransference in Palliative Care. Palliative Care Network of Wisconsin,＜https://www.mypcnow.org/fast-fact/transference-and-countertransference-in-palliative-care/＞
  ▷ 緩和ケアにおける転移と逆転移について，FastFacts（上述）でのサマリー（キーポイント集）です．

緩和的鎮静
─安楽死や関連する概念との違い

　これらの用語は時に混同されて使われており，初めて学ぶ方は混乱しやすいと思いますので，それぞれの内容を端的にまとめてみます．

❶ 緩和的鎮静

- 他に緩和する手立てのない「治療抵抗性の苦痛」に対して，意識を低下させることで苦痛を和らげることを指します．
- 目的は苦痛の緩和であって，生命の短縮を意図して行うものではありません．適切に管理された鎮痛であれば生命予後を大きく短縮しないことが知られています．
- ベンゾジアゼピン薬(とくにミダゾラム)が選択されることが多いです．
- 日本では苦痛が緩和される最小用量の鎮静薬の投与を目指す「調節型鎮静」と，意識を落として苦痛を和らげる「持続的深い鎮静」に分けて考えます(詳しくは第3章3参照)．
- 通常の医療行為で，適切なプロセスを踏めば違法ではありません．

❷ 安楽死(Euthanasia)

- 医師が致死量の薬物を投与して死をもたらすことを指します．
- 生きていても意味がない，自分の死をコントロールしたいという思いから選択されており，身体的苦痛は必ずしも主たる理由ではありません．
- バルビツール製剤を注射し筋弛緩薬を投与します．
- 生命予後を意図的に短縮する行為で，投与直後に死亡します．
- 日本では認められていません．ベルギーやカナダ，オランダなどで法制化されています．

❸ 医師による自殺幇助(physician-assisted suicide：PAS)

- 患者の要請に従って致死量の薬物を処方し，患者に渡すことを指します．

- 安楽死は"他殺"，PASは"自殺"という点で厳格に区別されます．
- バルビツール製剤が使用されていましたが，DDMA（ジゴキシン・ジアゼパム・モルヒネ・アミノトリプチン）などが使われることもあります．粉末を水に溶かして一気に内服します．
- 選択される理由や期待される効果は安楽死と同じです．
- 安楽死と違い，低確率ながらも成功（死亡）できない場合があります
- 処方されても薬を使用せずに過ごす人もいます（「奥の手」として取っておくことが心の支えになるという人がいるのです）．
- 安楽死が法制化されている国々のほか，米国のいくつかの州やドイツなどで認められています．

❹ 治療の差し控え（withhold）と中止（withdraw）

- 人工呼吸器や人工栄養などの生命維持治療を中止したり，差し控えたりすることです．
- 通常の医療判断で無益性が高い場合や，患者の価値観や意向にそぐわない場合などに倫理的な検討を踏まえて行われます．
- 疾患ごとのガイドラインでも言及されるようになってきています．

　なお，治療の差し控えや中止，緩和的鎮静を「間接的安楽死」として捉える考え方もあります．そもそも緩和ケアは「死を早めようとしたり遅らせたりするものではない」と2002年のWHOの定義にもあるように，提供する医療やケアの中に安楽死や自殺幇助を含むものではありません．しかし，積極的に死を望む患者を目の前にしたときに医療者が葛藤を感じるのも事実です．安楽死をめぐる議論は医療の範疇を大きく超えた深淵な話で，ここではこれ以上踏み込みませんが，もう少し勉強してみたいという方は以下の書籍がおすすめです．

・森田達也：終末期の苦痛がなくならない時，何が選択できるのか？苦痛緩和のための鎮静〔セデーション〕，医学書院，2017
・森田達也：続 終末期の苦痛がなくならない時，何が選択できるのか？苦痛緩和のための鎮静〔セデーション〕，医学書院，2022

第 4 章

患者さんのお看取り

1. 患者さんが亡くなったとき
―お看取りってどうすればいいの？

① お看取りは死亡を確認するだけではありません．
② 死亡確認の際の望ましい立ち振る舞いがあります．
③ 死亡診断書は正確に，そして丁寧に記載しましょう．

 ① お看取りは死亡を確認するだけではない

　患者の状態が悪化し，最後の一呼吸を迎えたとします．病棟から連絡が来ると医師は病室に向かい，患者の呼吸停止，心停止，瞳孔散大の「死の三徴」を確認します．そして患者の死亡した事実を同席する家族や友人に伝えなければなりません．さらに死亡診断書を記載し，家族に渡す必要があります．このようにお看取りは，患者の死亡を確認するだけではなく，いくつかの手順を踏んでいかなければなりません．そしてお看取りは患者を亡くした家族や友人とコミュニケーションをとるため，普段以上に気を使わなければならず，医師にストレスが掛かります．しかしながら，お看取りに関する医学教育は十分に提供されているわけではなく，研修医や若手医師は臨床現場で試行錯誤しながら学ぶことが多いと思います．ここでは手順だけではなく，実際のところどのようにお看取りを行えばよいか，一連の流れを確認していこうと思います．

2 死亡確認には望ましい立ち振る舞いがある

　先述のとおり，患者の呼吸が停止すると医師が死亡を確認し，その事実を家族や友人に伝えなければなりません．その際の医師の態度や話し方が，家族や友人の心に残り続ける可能性があります．当直で初めて関わる患者の場合では，すぐに死亡確認に行くのではなく，まず看護師やカルテから患者の病状やそれまでの治療経過，さらには家族関係を確認することから始めましょう．病気と長年戦い続けてきた患者かもしれません．家族と一緒に最後の旅行に行けたことを大切にしている患者かもしれません．そんなことを気にかけてあげると声かけが変わってくるはずです．お看取りはストレスがかかる現場ですが，その一方で思いやりのあるコミュニケーションを行うことで，家族や友人が患者を失った悲しみや精神的負担を軽減することのできる貴重な機会でもあります．死亡を確認する際の望ましい立ち振る舞いに関する研究にも触れていこうと思います．

 ## 3 死亡診断書は患者の最後の公的文書，丁寧に記載する

　厚生労働省が発表している「死亡診断書（死体検案書）記入マニュアル」によると，文字は楷書で記載するように明示されています．汚い字や読みにくい字で文字の判別がつかない場合は，市役所が確認を取る必要が出てくるだけではなく，家族の医師への印象を悪化させるかもしれません．さらに誤った記載を行ってしまうと，再記載する必要が出てくるため，関係者に迷惑をかけてしまいます．まず死亡診断書を正確に，そして丁寧に記載することが望まれます．

［死亡確認の研究を振り返る］

▶ 死亡確認に関する教育

　まず死亡確認に関する研究をいくつか紹介します．大まかな流れとして，まず先に死亡確認を行う医師への教育に関する研究が行われました．たとえば2004年にLucille Marchandらは，米国の卒後医学教育認定評議会で提案された6つの必須能力（実践的な学習と改善，患者ケアと処置技能，システムに基づく実践，医学知識，対人関係とコミュニケーションスキル，プロフェッショナリズム）に基づく，死亡確認のワークショップを行い，その有効性を報告しました．さらに2008年にHobgoodらは，死亡確認時のポイントをまとめた「The GRIEV_ING」（表1）に基づく教育ワークショップの前後比較で，死亡確認に関する研修医の自信と能力を向上させたと報告しました．

　死亡確認に関する教育について，日本からも研究報告がされています．2017年に日下部らは，研修医を対象とした研究で死亡診断を困難と感じる理由として「死亡診断後に家族にどのような言葉をかけたらよいかわからない」「死亡が確認されたことを家族にどのように伝えるか」「死亡診断の方法がわからない」「死亡診断書の書き方について学ぶ機会がなかった」を報告しました．さらに2022年に結束らは，11項目からなる医師が死亡確認を実施するうえで必要となる能力（知識・技能・態度）と，9項目からなる十分に能力がある医師に信頼して任せられる業務をDelphi法による研究で明らかにしました（表2，3）．今後はこれらの知見に基づいた教育モデルを開発し，その教育効果を評価していくことが期待されています．

▶ 望ましい死亡確認の仕方—いくつかの研究報告から

　ガイドラインや教育に関する研究だけではなく，遺族からみた望ましい死亡確認の仕方に関する研究も行われてきました．日本の遺族研究であるThe Japan Hospice and Palliative Care Evaluation：J-Hope研究の付帯研究で，新城らによって死亡直前期患者の家族の悲嘆やケアの改善点を明らかにする研究が行われました．遺族の1.2%が看取り期のケアの改善を希望し，好ましいケアと好ましくないケアが明らかとなりました．さらに2016年の日下部ら

表1 GRIEV_ING

G	Gather	家族を集め，全員がそろっているのを確認する．
R	Resources	家族の悲嘆に対処できる支援を求める(家族や友人，宗教者など)．
I	Identify	自己紹介を行い，死亡または負傷した患者の氏名を確認する．その日の出来事について，家族が知っていることを確認する．
E	Educate	起こった出来事について家族に簡単に教える．愛する人の現在の状態を教える．
V	Verify	家族が死亡したことを確認する．はっきりと伝える．"死亡した"や"亡くなった"と伝える．
␣	Space	家族に哀しむための個人的な空間と時間を提供する．家族が事実を受け止める時間を作る．
I	Inquire	他に質問がないか伺い，可能な範囲で回答する．
N	Nuts and bolts	臓器提供，葬儀，身の回りのことなどについて尋ねる．遺族に遺体を見る機会を提供する．
G	Give	自分の連絡先を渡す*．後に思い出した質問にも答えることを伝える．いつでも返答する．

*「自分の連絡先を渡す」は，日本の医療現場の実情に合わせて「病院の連絡先を伝える」としてもよいと思います．

[Hobgood C, et al：Acad Emerg Med **12**：296-301, 2005 より引用]

表2 死亡確認を実施するうえで必要となる能力(知識・技能・態度)

1. 患者の病気の経過を認識できる
2. 多職種協働による患者・家族へのサポートの重要性を認識できる
3. 自身の感情に気づくことができる
4. 自身にかかる精神的なストレスに対して，適切な対処行動を取ることができる
5. 患者・家族に敬意をもって接することができる
6. 医学的に正しい診察を行うことができる
7. 家族が抱く死別のつらさに対するケアを意識できる
8. 家族の心情に配慮したコミュニケーションをとることができる
9. 家族の感情や受け止めの不確実性を意識できる
10. 個別性に応じた立ち居振る舞いが大切であることを意識できる
11. 一連の立ち居振る舞いを省察できる

[Kessoku T, et al：BMC Med Educ **22**：119, 2022 より引用]

表3 十分に能力がある医師に信頼して任せられる業務

1. 患者・家族の背景情報を事前に把握する
2. 多職種で情報を共有し，多職種アプローチで家族にケアを提供する
3. 身だしなみを整える
4. 患者を診察し，死亡した所見を確認する
5. 死亡した事実を伝える
6. 家族に配慮したコミュニケーションをとることができる
7. 必要に応じて剖検について指導医と検討する
8. 死亡診断書を作成し，家族に内容を確認する
9. 必要に応じて指導医や他の医療者と看取りを振り返ることができる

[Kessoku T, et al：BMC Med Educ **22**：119, 2022 より引用]

による在宅医療を受けていた患者の遺族を対象としたアンケート調査では，自宅で死亡確認を経験した遺族の89％がその過程に不備はなかったと報告しています．この研究では医師の好ましい行動と否定的な行動が報告されています．この研究では，海外で共感を表現する「タッチング（背中や肩に触れる行為）」も否定的な行動として挙げられており，日頃からタッチングなどに慣れ親しんでいない日本人の特色が影響していたと考えられます．筆者もベッドサイドで患者と話すときにはタッチングを用いる場合がありますが，死亡確認時に家族にタッチングをすることには違和感を抱きます．ただ私見として，死亡確認に同席した看護師がさりげなく行うタッチングは意味があるように思います．立場や役割によって求められるケアが異なるのかもしれませんね．

Dr森田より
　私が意識していたことは，「患者さんが生きていたときと同じように対応する」ということでした．聴診するときに衣服を開けるならその前に「聴診しますね」と断る，ひらけた衣服はかならず閉じる，毛布や布団をもとのようにする…など，おおむね「患者さんが息をしていたとしたらこうする」という所作になるかと思います．
　「苦しくなかったですね」は状況によると思いますが，苦痛がなかなかとれなかった最期では不適切になるので状況に適した言葉を使います．「やっと楽になれましたね」という人が時にいるようですが，直前まで苦しかったのかなというイメージが生じるので私は使わないようにしています．

　また2018年の波多野らによるホスピスや緩和ケア病棟の遺族を対象にした調査では，遺族の86％が死亡確認に対する医師の行動に満足していたが，22％は改善を必要とする点があったと報告しました．この研究では死亡確認時の医師の好ましい行動や好ましくない行動が明らかとなっています．さらに実証研究として，2018年に森らはビデオ・ビグネット研究を報告しました．ビデオ・ビグネット研究とは態度や声かけが異なる動画を複数作成し，参加者が動画を観て比較することで効果を測る研究です．森らが報告した研究では，医師が死亡確認の際に思いやりを高める行動を含む動画と含まない動画を参加者が観て比較し，全体的に思いやりを高める行動を含む死亡確認のほうが，医師に思いやりがあり，信頼度が高かったと報告しました．

私のプラクティス

～病院での死亡確認～

　以上をまとめつつ，病院での筆者の死亡確認を紹介します．まず死亡確認前に自分自身の身だしなみを整え，病状経過や家族関係などをカルテおよび看護師から聴取します．家族がそろったら入室し，初めて関わる場合には簡単な自己紹介を行います．そしていままでの経過を聞いていると伝えて，家族とコミュニケーションを取りながら振り返りつつ，患者の表情が穏やかであれば，苦しくなかったであろうことを伝えるようにしています．「声をかけたら起きてきそうな，穏やかな表情ですね」などと声をかけるようにしています．

　そして死の三徴を確認します．丁寧に死後診察を行い，患者の衣服や布団の乱れを整えながら，腕時計か病室の時計を用いて死亡確認時刻を伝えます．その際に「○○さん，少し診察をさせてください」と名前で呼びながら，診察するように心がけています．また患者や家族に「お疲れさまでした」などのねぎらいの言葉をかけながら，質問がないか伺います．死亡確認後はエンゼルケアや湯灌を行う施設があるため，自然な流れで看護師などに対応を依頼しましょう．そして死亡診断書の準備ができたら，記載内容に間違いがないかを家族に確認してもらい，死亡診断書を渡します．

> **Dr 森田より**
> 　日下部，森の研究でも扱われていて，雑学的に（?）面白いなと思うのは，「どの時計を使うか」です．私は（自分自身が時計を持っていないこともあり），ご家族の時計や家にある時計で，みんなが見ていた時間で「○時○分ころでしたね」というようにしていましたが，比較的少数派のようです．スマホの時計はあまり好まれなかったようですが，今後時代に即して変わってくるかもしれませんね．

　これが一連の流れになりますが，誤っても流れ作業的に死亡確認を行わないように，家族の様子を踏まえつつ敬意をもって死亡確認を行いましょう（**表4**）．

表4　遺族から見て好ましい/好ましくないケアや行為

好ましいケアや行為	好ましくないケアや行為
死亡直前期患者の全般的なケアについて	
・家族が十分悲嘆できる時間を確保する	・医療者の思慮のない会話
在宅医療現場での死亡確認について	
・落ち着いて行動する(急がない) ・状況に適した身だしなみ ・家族への自己紹介 ・死因を明確に説明する ・ライトと聴診器を用いて死亡確認する ・死亡診断書を丁寧に記載する	・死亡時刻を明確に伝えない ・患者の衣服を乱雑に放置する ・タッチング(背中や肩に触れる行為)
ホスピス・緩和ケア病棟での死亡確認について	
・医師が家族に自己紹介する ・医師の動作や言葉遣いが丁寧である ・診察後，経過，死亡の原因をわかりやすく家族へ説明する ・家族が聴きたいことを医師に質問できる	・医師の態度が事務的で機械的
死亡確認の立ち居振る舞いについて	
・担当ではない医師が患者の状況について聴いていると説明する ・敬意をもって診察を行う ・患者が痛みを感じなかったことを伝えて，家族を安心させる	・(スマートフォンではなく)腕時計で死亡時刻を確認する

[病院と在宅での看取りの違い]

▶ 家族から連絡が来る

　病院では病棟看護師から患者の呼吸状態や血圧低下などの報告がありますが，在宅医療の現場では家族(もしくは施設職員)から連絡がくることになります．先の「GRIEV_ING」では患者に起こった出来事を伝えることが記載されていますが，在宅医療の現場ではそれができません．どのような状況で患者が最期を迎えたのかを家族に確認することが，同じ時間や経験を共有する助けになります．家族によっては息を引き取る数時間前から付き添っている可能性がありますので，付き添っていた家族を労いつつ，気持ちに配慮しながら死亡を確認する必要があります．

▶ 警察や救急隊から連絡がくることもある

呼吸をしていない患者を家族や友人, ヘルパーなどが発見すると, 時に動揺してしまい, 警察や救急隊に電話してしまうことがあります. 通報を受けた警察や救急隊は現場に急行します. 通報者から状況を確認して, 患者が在宅医療を受けていることがわかると, 在宅医療を行っている医療機関に連絡してきます. 警察や救急隊から連絡が来た際には慌てずに対応し, 患家に赴くことになります. 事件性がないと判断されれば, その後の対応は医療機関に引き継がれることになります. 病院ではほとんどありえないことが在宅医療の現場では起きるので, 覚えておいていいかもしれません.

▶ 患者がベッドで寝ているとは限らない

病院では患者がベッドで寝ていることが大半ですが, 居宅ではそうとは限りません. 布団の上ならまだしも, ソファやこたつなどで亡くなる患者もいます. 死亡確認は動作や言葉遣いが丁寧であることが好ましいと研究で明らかとなっていますが, ベッドに寝ていない場合も同様に死亡確認は丁寧に行う必要があります. 衣服や掛けもの(場合によってはこたつの掛け布団もあり得る)を粗雑に扱わず, その場の雰囲気や状況に合わせて, 患者への敬意をもって死亡確認を行いましょう.

▶ 死亡診断書の書き方に慣れていないと注意が必要

まず「死亡診断書(死体検案書)記入マニュアル」に一度は目を通してみてほしいのですが, 在宅現場で看取りを行ううえでの注意点をいくつか紹介しようと思います(図1).

❶「死亡したとき」

まず基本的なことですが死亡したときは, 死亡確認時刻ではなく死亡時刻を記入します. 在宅医療の現場では医療者が患者の最期に付き添っている機会は多くないため, 家族が付き添っている場合は最後の息を引き取った時刻

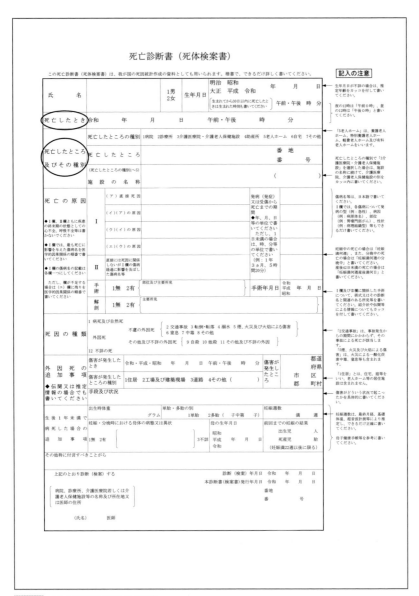

図1　死亡診断書（死体検案書）

[厚生労働省：令和4年度版死亡診断書（死体検案書）記入マニュアル.
<https://www.mhlw.go.jp/toukei/manual/>より]

を家族から教えてもらい，死亡時刻にすることがあります．例外として救急
搬送中の死亡に限り，医療機関において行った死亡確認時刻を記入できるこ
とになっています．また死亡した年月日を記入する際は，昼の12時に亡く
なった場合は午後0時と記入しましょう．このあたりは基本的なことがらで
すね．

❷ 「死亡したところ及び種別」

　これは迷いどころが沢山あります．この欄は死亡した場所の種別を選択し，
その住所（ところ）を記入します．また施設などに入院・入所している患者が，
当該施設に住民登録している場合は死亡したところは「自宅」ではなく，施設
の種類に応じて選択し，施設の名称や住所を記入します．施設にはさまざま
な分類があります（表5）．
　施設入居中の患者が死亡した場合は下記のようになります．

・介護医療院，介護老人保健施設→「3　介護医療院・介護老人保健施設」
・養護老人ホーム，特別養護老人ホーム，軽費老人ホーム（ケアハウスも含む）
　および有料老人ホーム→「5　老人ホーム」
・自宅，グループホーム，サービス付き高齢者向け住宅→「6　自宅」
・デイサービス，屋外→「7　その他」

　ここで混乱しやすいのが，デイサービスやショートステイを利用している
患者が亡くなった場合です．デイサービスは通所型介護になるため，基本的
には状態が悪化した場合には自宅に戻されることが大半です．しかしデイ
サービス利用中に亡くなった場合は単独型や併設型施設にかかわらず，「7
その他」に○を記載します．ショートステイの場合はさらにややこしく，併設型
施設で亡くなった場合は当該施設に合わせて死亡したところの種別（特別養
護老人ホーム併設型ショートステイで死亡した場合は「5　老人ホーム」）を選
びますが，単独型施設の場合は該当する死亡したところの種別がありません
ので「7　その他」を選択することになります．最近は日中の通所型デイサービ
スに加えて，利用者が夜間に寝泊まりするサービス（お泊りデイ）も普及して
きており，夜間の死亡確認時に混乱が生じることがありますので，患者がど

表5　施設の分類

老人福祉施設	老人デイサービスセンター	通い利用者に入浴や食事，機能訓練などのサービスを提供（デイサービス），単独型/併設型あり．
	老人短期入所施設	短期間入所した利用者に入浴や食事，機能訓練などのサービスを提供する（ショートステイ），単独型/併設型あり．
	軽費老人ホーム	A型，B型，C型，都市型がある．C型はケアハウスと呼ばれる．施設によって食事提供や介護サービスが異なる．
	その他：養護老人ホーム，特別養護老人ホーム，老人福祉センター，老人介護支援センター	
その他（民間施設など）	有料老人ホーム	介護付き，住宅型，健康型有料老人ホームがある．食事，介護，家事，健康管理などを提供する．
	サービス付き高齢者住宅	自宅と同じような暮らしとともに，入居者に安否確認や生活相談などのサービスを提供する賃貸住宅．
	グループホーム	知的障害者や精神障害者，認知症高齢者などが専門スタッフの支援のもと集団で暮らす住宅．

こで亡くなったのかは確認しながら死亡診断書を記載しましょう．また数年前の「死亡診断書（死亡検案書）記入マニュアル」には，デイサービスやショートステイ利用中の場合について詳細な記載がされていませんでした．毎年内容の改正が行われているので，その都度確認しましょう（**図1**，**表6**）．

▶ 関係各所への連絡について

　外部の訪問看護ステーションが入っている場合には，死亡確認を行う前に訪問看護師が訪問を希望される場合があります．患者が亡くなった後に身体を綺麗にし，服の着替え，化粧を行うことをエンゼルケアといいます．在宅医療の現場では外部訪看がエンゼルケアを行ってくれる場合があります．地域差がありますが，患者が息を引き取ったと家族などから連絡が入ったら，訪問看護師に連絡を入れるほうが望ましいです．もしくは患者の状態が悪化してきている段階で，エンゼルケア含めて連絡をどうすればよいか事前に決めておくのも1つです．

表6	死亡したところの種別

1　病院
　医師又は歯科医師が，公衆又は特定多数人のため医業又は歯科医業を行う場所であって，20人以上の患者を入院させるための施設を有するものをいいます．

2　診療所
　医師又は歯科医師が，公衆又は特定多数人のため医業又は歯科医業を行う場所であって，患者を入院させるための施設を有しないもの又は19人以下の患者を入院させるための施設を有するものをいいます．

3　介護医療院・介護老人保健施設
　介護医療院とは，要介護者であって，主として長期にわたり療養が必要である者に対し，療養上の管理，看護，医学的管理の下における介護及び機能訓練その他必要な医療並びに日常生活の世話を行うことを目的とした施設です．一方，介護老人保健施設とは，要介護者であって，主としてその心身の機能の維持回復を図り，居宅における生活を営むことができるようにするための支援が必要である者に対し，看護，医学的管理の下における介護及び機能訓練その他必要な医療並びに日常生活上の世話を行うことを目的とした施設です．両施設とも，介護保険法（平成9年法律第123号）による都道府県知事の許可を受けたものをいいます．

4　助産所
　助産師が公衆又は特定多数人のためその業務（病院又は診療所において行うものを除く．）を行う場所をいいます．

5　老人ホーム
　養護老人ホーム，特別養護老人ホーム，軽費老人ホーム及び有料老人ホームをいいます．

6　自宅
　自宅の他，グループホーム，サービス付き高齢者向け住宅（賃貸住宅をいい，有料老人ホームは除きます．）を含みます．

7　その他
　上記1〜6に該当しないものをいいます．
　通所型介護施設や屋外等を含みます．

［厚生労働省：令和4年度版死亡診断書（死体検案書）記入マニュアル．
〈https://www.mhlw.go.jp/toukei/manual/〉より］

文献

1）Hobgood C, et al：The educational intervention "GRIEV_ING" improves the death notification skills of residents. Acad Emerg Med **12**：296-301, 2005
　▷"GRIEV_ING"が紹介されています．

2）Kusakabe A, et al：Death Pronouncements：Recommendations Based on a Survey of Bereaved Family Members. J Palliat Med **19**：646-651, 2016
　▷死亡確認に改善が必要と感じる割合や，その要因を明らかにした遺族研究です．

3）Hatano Y, et al：Physician Behavior toward Death Pronouncement in Palliative Care Units. J Palliat Med **21**：368-372, 2018
　▷望ましい死亡確認の仕方を明らかにした遺族研究です．

4）Kessoku T, et al：Development of a list of competencies and entrustable professional activities for resident physicians during death pronouncement：a modified Delphi study. BMC Med Educ **22**：119, 2022
　▷医師が死亡確認を実施するうえで必要となる能力（知識・技能・態度）と，十分に能力がある医師に信頼して任せられる業務について示されています．

5）Mori M, et al：Which Physicians' Behaviors on Death Pronouncement Affect Family-Perceived Physician Compassion? A Randomized, Scripted, Video-Vignette Study. J Pain Symptom Manage **55**：189-197, e4, 2018

　▷ 看取りの場での望ましい立ち振る舞いを調べたビデオ・ビグネット研究の論文です．

6）厚生労働省：令和4年度版死亡診断書（死体検案書）記入マニュアル．＜https：//www.mhlw.go.jp/toukei/manual/＞

　▷ 死亡診断書の書き方が分からなくなったら，まずはこれを確認しましょう．

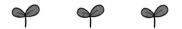

医療者も泣いていい

　患者の死に直面したとき，医師は泣いてはいけない，感情的に取り乱してしまってはプロではない，と考える人がいるかもしれませんが，筆者はそうは思いません．私たちは医師という社会的役割を担う前に1人の人間です．「あなたが亡くなってしまうのは悲しい」という人間の基本的な感情を否定する姿勢は，私たち自身の人間性を否定することにつながりますし，不健康な態度だと思います．

　筆者も，がんの告知の場面や看取りの場面で思わず涙が出たことがあります．患者や家族にも泣いていることはもちろん伝わってしまいましたが，その後，信頼してもらえなくなったり，関係性が壊れたりしたことは一度もありません．もしもあなた自身がつらいときは，その気持ちを否定せず，認めてあげてください．

ex. 救急外来での心停止時の対応

　蘇生するか？しないか？の話し合いは，救急外来では非常に一般的ですが，むずかしい話し合いです．その理由として，一般のメディア（ドラマや映画）などのCPR（心肺蘇生法）の描写が不正確であることがいわれています．CPRをされた後にすぐに完全に回復する様子が描かれており，生存率は60％もあるといわれています[1]．1985〜2018年までの40件の研究のメタアナリシスでは，CPRを受けたすべての患者において，院内CPR後の1年生存率は13.4%でした[2]．また高度なCOPD（慢性閉塞性肺疾患），CHF（慢性心不全），悪性腫瘍，肝硬変の患者のうち，自宅退院して再入院せずに少なくとも6ヵ月生存したのは2%未満といわれています[3]．

　たとえこのように成功率が低くても，患者が拒否しない限り，デフォルトでCPRをすることになっています．医療者と患者家族でこのような認識のギャップがあること，心停止時は命を救う最後のチャンスであることから，蘇生中止を躊躇する傾向があります．

　とくに救急外来での心停止時の対応と一般病棟での心停止時の対応とでは大きく異なる点があります．それは家族の「心の準備」ができていない点です．また初対面で信頼関係もない状況で話をしなければならず，難易度が高いといわれています．

　明らかに蘇生の可能性がない場合の蘇生中止をどう家族と話すか？というケースについて共有します．

・・・

症例

蘇生中止の話し合いの例

医師　(深刻な顔や態度)お待たせしています．○○さんの今の状況でとても大事な話です．ご家族は皆さんそろわれていますか？

家族　はい．どうなんですか？今の状態は

医師　率直に申し上げます．(Warning shot)

…(沈黙)

今も心臓が止まったまま，心肺停止の状態です．(Headline)

…(沈黙)

家族　治らないんですか？ だめってことですか？ (感情的質問)

医師　…(沈黙)

そういうことです．

…(沈黙)

(余計なことを言わない・探索をしない)

(再度心臓が動き出すことを期待して心臓マッサージや強いお薬を使ってます．チームで全力を尽くしていますが，心臓が動き出すことはない状態です．)

家族　…他に手はないんですか？　…(感情の嵐・泣いている)

医師　…(沈黙)うーん．

(ティッシュを渡す，無言で背中をさする)(感情の嵐が少し落ち着いたら…)

現在もまだ心臓マッサージを続けております．ただ今の状況では，ここから先の心臓マッサージは…．明らかにお体を傷つける結果になってしまうので中止いたします．ご家族の皆さまさえよろしければご本人のところに一緒にいきましょう．

・・・

蘇生中止の伝え方の注意点は

> ①はっきりシンプルにBad newsを伝えること
> ②感情に対応すること
> ③蘇生してほしいか聞かないこと

の3点だと思います．

[悪いニュースはシンプルに伝える]

　相手は突然のことで混乱しているので，なるべく新聞の見出しのように（Headline）シンプルに伝えます．また，蘇生中止の前に患者の家族にあって話ができたら，どのような場合に蘇生中止するかを先に目安として伝えておくことも1つの方法です．

> **❝** 現在も心臓が止まっています．あと5分心臓が止まったままであれば戻る可能性はほぼゼロですので中止することになると思います．**❞**

[治らないんですか？　他に手はないんですか？ という感情的な質問に対応する]

　突然，家族が亡くなるという状態を，すぐに受け入れることができる人はいないでしょう．家族は，感情の嵐であり，データを伝えてもあまり頭には残っていないでしょう．

　このときに医師は昇圧薬やPCPS（経皮的心肺補助）の説明を行い，それがいかに意味がないかを語りがちです．その一部を聞いて，家族はPCPSを行えば治る可能性があるのでしょうか？　と聞くことがあります．それに対して，「○○さんの場合は適応がありません」などと話をしていることをよく見かけます．

　相手の感情的な質問に対して医学的に答えると，あまりうまくいかないでしょう．また，少しコミュニケーションを勉強している医師だと患者の言葉を探索しようとする方もいます．この場面で「どうしてそう思うですか？」と聞くのは明らかにおかしいです．探索は控えましょう．

　ここではうまく，沈黙を利用することをお勧めします．医師が少し，下を向いてつらそうに「…そういうことです…」と伝えるだけで感情に配慮し言いにくいことを伝えようとしていることが伝わると思います．

[心臓マッサージを続けてほしいですか？　は禁句]

　この話し方はよく現場でされているように思います．「ご家族で決めてください」という形になりがちです．家族はCPRをした後にどのような未来が待っ

ているか，を知らないことが多いです．家族に心臓マッサージを中止することを決めさせるのは，医師にとっても非常に心理的負担が大きいことで，その後も後悔・自責の念に悩まされることが多いです．

多くの家族は，少しでも頑張ってほしいと同時に無理に苦しんでほしくないという両方の気持ちをもっています．とくに感情的に圧倒されている場合は，合理的に判断ができません．医師が本人のための最善のケアが蘇生中止であることを伝えることが重要です．

医師は悪いニュースをオブラートに包んで衝撃を和らげようとしがちです．しかし，家族が亡くなる状況でショックをなくすことはそもそも不可能です．医師として，率直に事実を伝えて，蘇生中止後に家族の感情的な対応やグリーフケアをしていくことのほうが重要だと考えています．

> **家族が到着するまで心臓マッサージを続けてくださいと言われたら？**
>
> 日本人は死に目に間に合うことをとても重要視していますので，こんなふうに言われたことがある方もいるかもしれません．原則として，明らかに無益な治療に対して医療者はそれに応じる義務はありません．ただ感情的には理解できるので，話すのがむずかしいと思います．
>
> ここでもはっきり伝えることが重要です．自分は以下のように説明しています．
>
> **❝** 間に合わせたいという気持ちですよね…．お気持ちはよくわかるのです…．ご本人の身体がボロボロになり明らかに苦しい最期になるので，それは医療者としてはできないです．ご期待に添えず申し訳ありません．…こちらで蘇生を中止させていただきます．**❞**
>
> 家族が間に合うかどうか？の問題は家族の「本人と離れて住む」という意思決定の結果起こっていることです．最期に間に合わない可能性もあるが，いろいろな優先順位を考えて，遠方に住むという決断をしたのは家族の問題です．そうした問題を医療者が医療行為で補う必要はないと考えたほうが，医療者の心の負担も少なくなると思います．

文献

1) Ramirez L, et al：Cardiopulmonary resuscitation in television medical dramas：Results of the TVMD2 study. Am J Emerg Med **43**：238-242, 2021

2) Schluep M, et al：One-year survival after in-hospital cardiac arrest：a systematic review and meta-analysis. Resuscitation **132**：90-100, 2018

3) Stapleton RD, et al：Long-term outcomes after in-hospital cardiopulmonary resuscita tion in older adults with chronic illness. Chest **146**：1214-1225, 2014

4) Stapleton RD, et al：Evolution of Investigating Informed Assent Discussions about CPR in Seriously Ill Patients. J Pain Symptom Manage **63**：e621-e632, 2022

索　引

ようこそ緩和ケアの森
死亡直前期の患者を診る

2023 年 7 月 10 日　発行	シリーズ監修　森田達也
	シリーズ編集　柏木秀行
	著　　　者　大屋清文，岡本宗一郎，
	石上雄一郎，柏木秀行
	発行者 小立健太
	発行所 株式会社 南 江 堂

〒113-8410 東京都文京区本郷三丁目 42 番 6 号
☎(出版)03-3811-7198　(営業)03-3811-7239
ホームページ https://www.nankodo.co.jp/

印刷・製本 永和印刷
装丁 渡邊真介

Care for the End of Life : Welcome to the Woods of Palliative Care
© Nankodo Co., Ltd., 2023

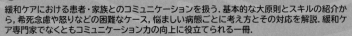

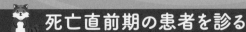